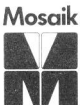

Mosaik

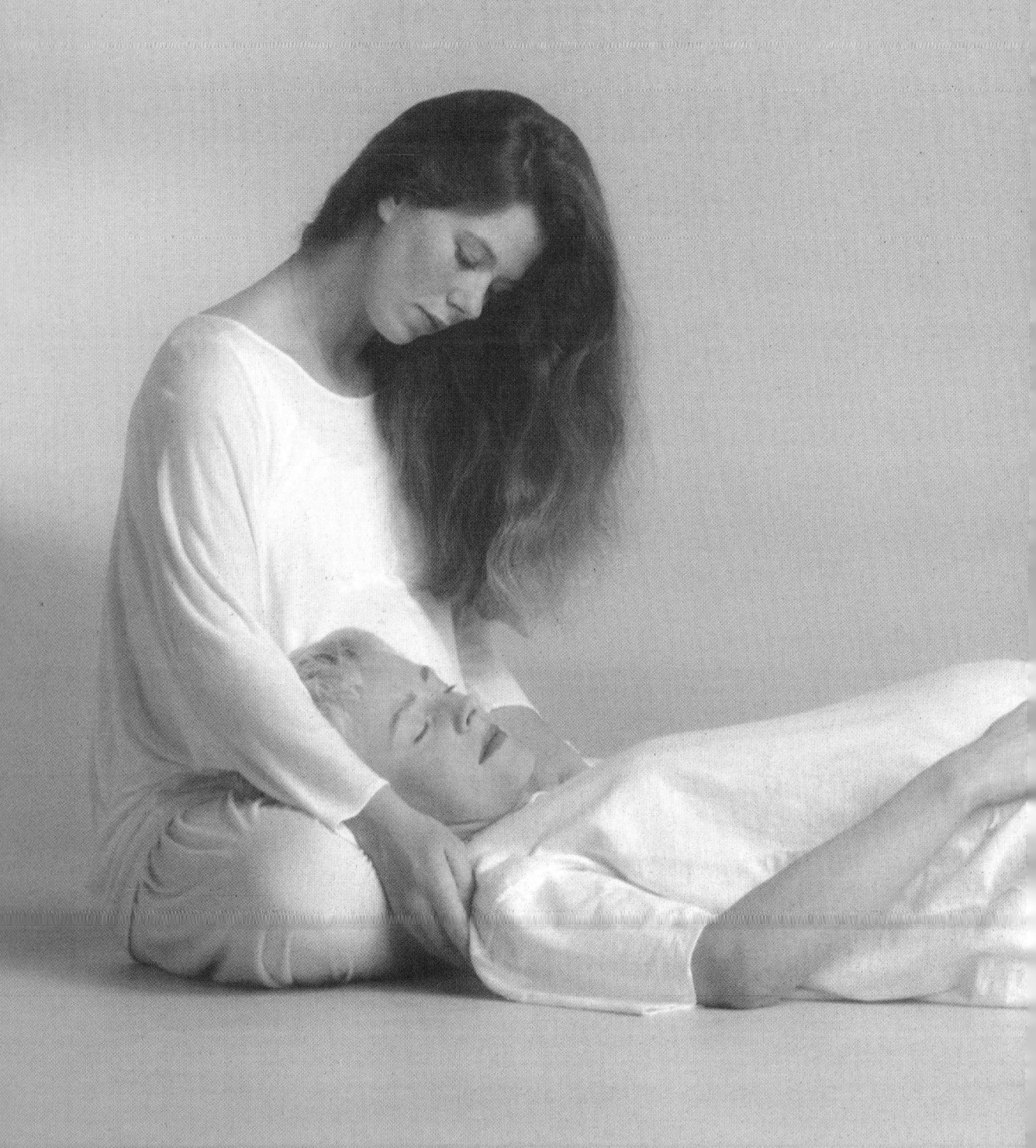

Janet Balaskas

Natürliche Schwangerschaft

Fotografien von Fausto Dorelli

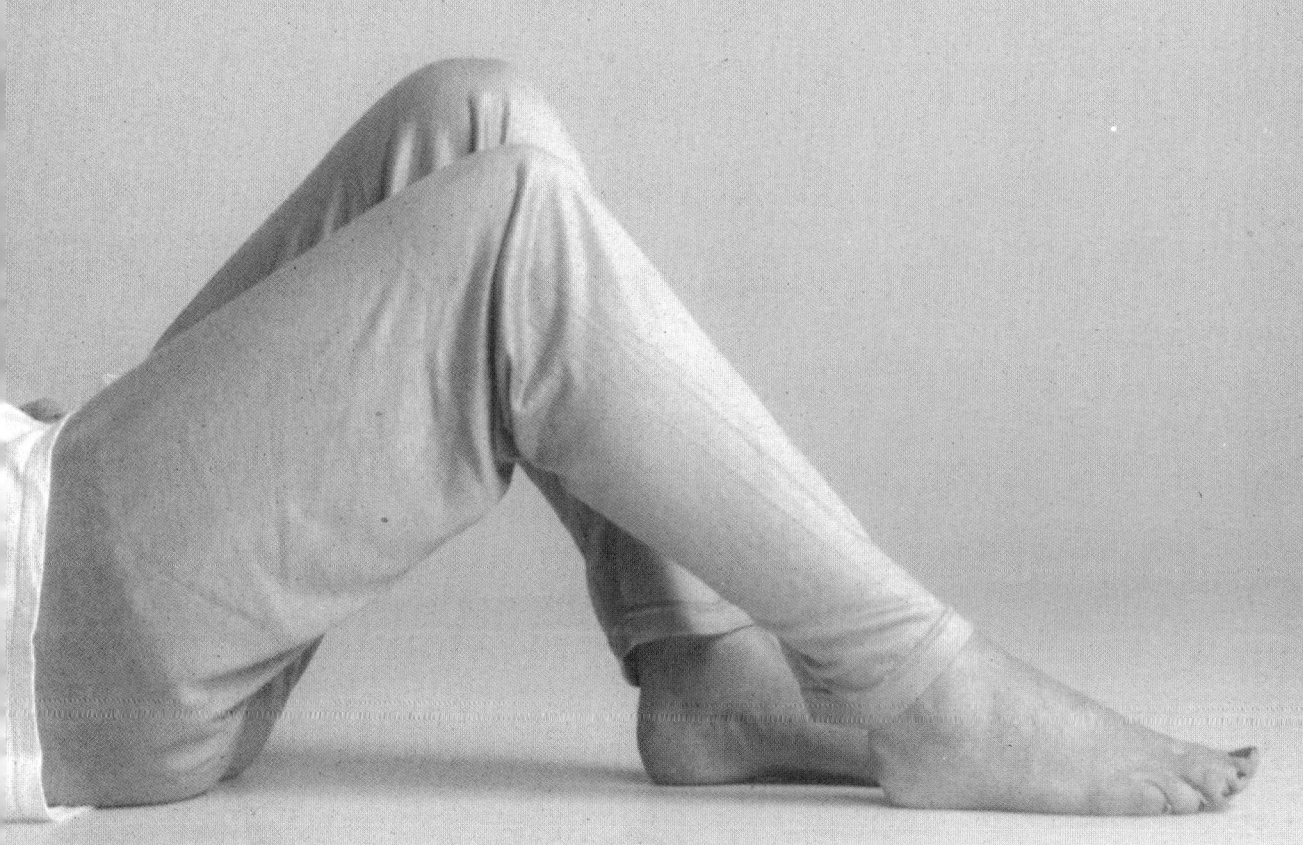

Mosaik Verlag

A GAIA ORIGINAL

Autorin: Janet Balaskas
Fotografien: Fausto Dorelli
Gesamtherstellung: Joss Pearson, Patrick Nugent
Redaktion: Gian Douglas Home
Design: Amanda Barlow
Illustrationen: Lucy Sue
Herstellung: Susan Walby

Originalverlag: Sidgwick & Jackson Limited, London 1990
Originaltitel: Natural Pregnancy
Übersetzung aus dem Englischen: Ursula Bischoff

Der Mosaik Verlag ist ein Unternehmen
der Verlagsgruppe Bertelsmann

VORWORT

Ich freue mich, Ihnen Janet Balaskas Buch über natürliche Schwangerschaft vorstellen zu dürfen. Die Autorin reagiert damit auf das Bedürfnis nach einer ganzheitlichen Betrachtung von Schwangerschaft und bietet einen ausgewogenen Überblick über die Therapiemethoden, die derzeit im Rahmen ergänzender medizinischer Verfahren zur Verfügung stehen.

1981 hat Janet Balaskas den Begriff »aktive Geburt« geprägt. Heute spielt sie selbst eine Schlüsselrolle im Kreis derer, die zu einem neuen Denkansatz in Geburtsphilosophie und -praxis gefunden haben. Die »Bewegung für Aktive Geburt«, deren Begründerin sie ist, geht auf das Bedürfnis all jener Eltern ein, die bestrebt sind, aktiv Verantwortung sowohl für ihre eigene Gesundheit wie auch für die ihrer Kinder während Schwangerschaft und Entbindung und nach der Geburt zu übernehmen.

Unsere Gesundheit ist eng verknüpft mit dem »Wohlergehen« unseres Planeten Erde – mit dem allseitigen Bewußtwerden der Notwendigkeit, unsere Umwelt zu schützen. Die Regierenden werden in zunehmendem Maß unter Druck gesetzt, sparsam mit unseren natürlichen Ressourcen umzugehen und sie für künftige Generationen zu erhalten. Jede Geburt, jedes einzelne neugeborene Kind spielt bei dieser Aufgabe eine wichtige Rolle. Das Buch *Natürliche Schwangerschaft* gehört zu jenen zahlreichen Initiativen, die Politiker, Ärzte und Hebammen vor die Herausforderung stellen, den natürlichen Fluß des Lebens zu respektieren, die Lektionen, die uns die Umwelt lehrt, im Alltag umzusetzen und sie in Einklang mit den Bedürfnissen von Eltern und Neugeborenen zu bringen, die sich auf die Geburt vorbereiten. Eine gute physische Kondition, ein wacher Verstand und ein offenes Herz tragen ohne Zweifel dazu bei, den Lauf der Natur mit seinen eigenen Gesetzmäßigkeiten zu fördern und die Notwendigkeit herkömmlicher medizinischer Interventionen zu verringern.

Die Ratschläge zur Förderung der Gesundheit und die sanften Heilverfahren, die in diesem Buch vorgestellt werden, sind völlig risikofrei, sinnvoll und leicht in die Praxis umzusetzen. Diese einfachen, ganzheitlich orientierten Techniken und Behandlungsmethoden können Ihnen, meine Leserinnen und Leser, als Leitfaden dienen bei Ihrer Suche nach emotionaler und seelisch-geistiger Gesundheit, guter körperlicher Verfassung, innerer und äußerer Spannkraft und ausgewogener Ernährung. Wenn Sie mit dem Buch *Natürliche Schwangerschaft* unter Anleitung eines Arztes und/oder Therapeuten arbeiten, wird das dazu beitragen, den Graben zwischen konventionellen und alternativen Heilkonzepten zu überwinden.

Yehudi Gordon, Facharzt für Gynäkologie und Geburtshilfe

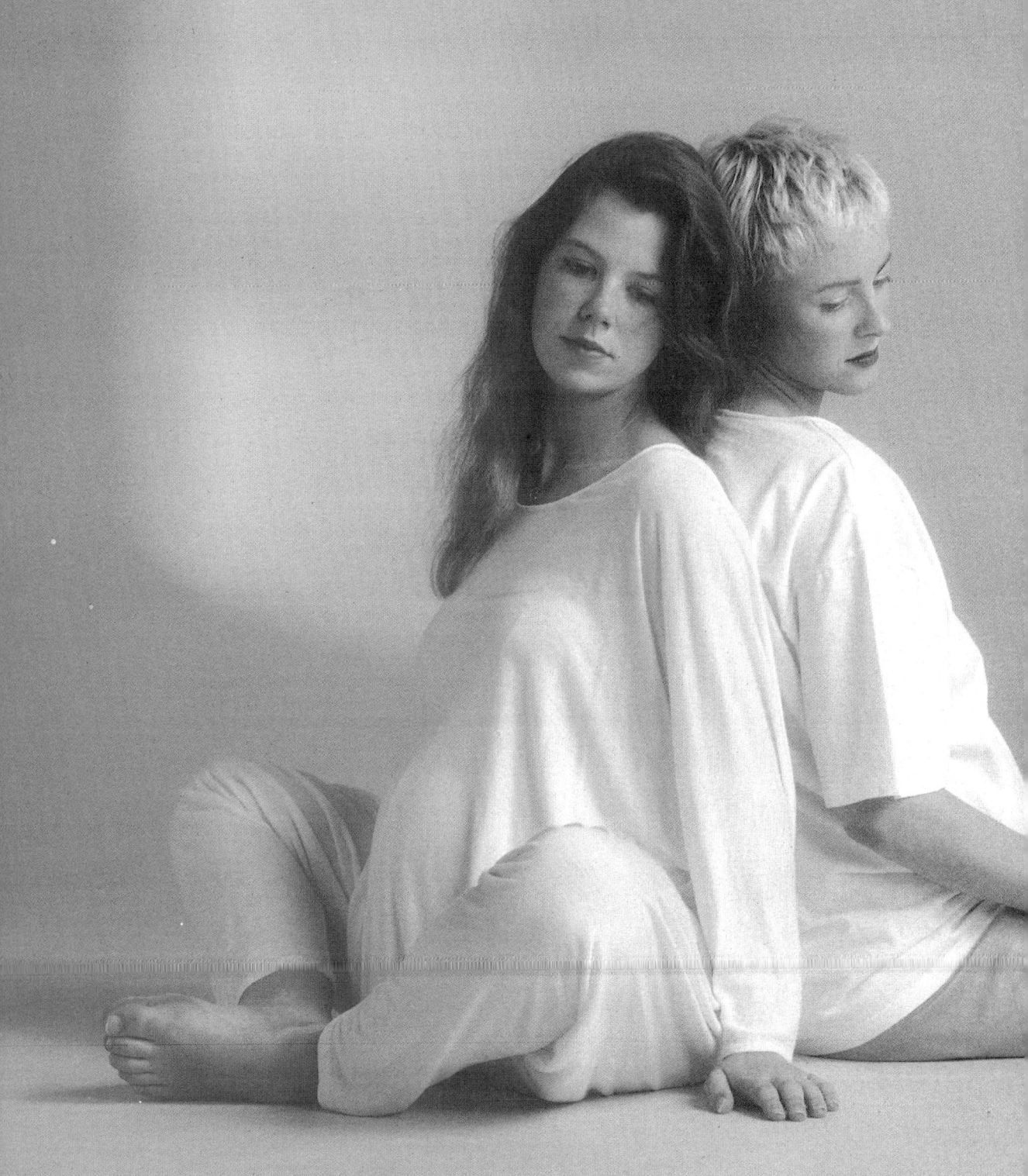

INHALT

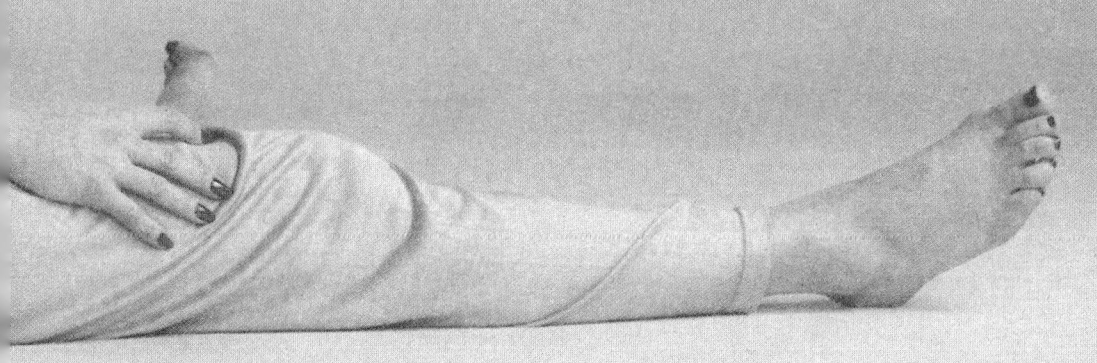

EINFÜHRUNG

Dieses Buch soll Ihnen dabei helfen, Verantwortung für Ihre eigene Gesundheit zu übernehmen und ein harmonisches Zusammenwirken von Geist, Körper und Seele in den Monaten vor der Geburt zu fördern. Es soll Sie ermutigen und anleiten, Ihr inneres Kräftereservoir zu entdecken und zu entwickeln, während Sie sich auf den Akt der Geburt und Ihre Aufgaben als Mutter vorbereiten. Außerdem will es Sie in Ihrem Bemühen unterstützen, Ihr ungeborenes Kind zu schützen, ihm ein Höchstmaß an Fürsorge angedeihen zu lassen und Ihr eigenes Potential wirksamer auszuschöpfen, um seine Entwicklung bereits vor der Geburt positiv zu beeinflussen.

Nach Einführung der Zangengeburt im siebzehnten Jahrhundert wurde die Entbindung in den Ländern des Westens in wachsendem Maße von Ärzten gesteuert und kontrolliert. Die Frauen selbst verloren zunehmend den Kontakt zu ihren eigenen Kräften und Möglichkeiten, aktiv an der Geburt teilzuhaben, seit sich die passive Ruhestellung der Gebärenden während des Geburtsvorgangs und später die Anwendung von Betäubungsmitteln weitgehend durchgesetzt hatten. Eine logische Folge dieser Entwicklung war, daß die Kunst des Stillens nach und nach in Vergessenheit geriet und die Flaschenernährung für Babys zur Norm wurde. Zu diesem Zeitpunkt wurde auch die Schwangerschaft selbst als ein Zustand physischer Behinderung betrachtet, und die werdenden Mütter sahen sich mit zahlreichen Tabus und Ammenmärchen konfrontiert.

Zum Glück haben viele Menschen dagegen aufbegehrt. Heute wird die Schwangerschaft als ein natürliches, der Gesundheit zuträgliches Ereignis gesehen. Inzwischen macht sich auch überall auf der Welt ein deutlicher Trend zur natürlichen, aktiven Geburt und zum Stillen bemerkbar. Dennoch spricht die sogenannte pränatale Vorsorge noch immer von der »Patientin« und konzentriert sich vornehmlich auf die medizinische Überwachung der Schwangerschaft mit dem Ziel, eventuellen Abweichungen vom normalen Schwangerschafts- und Geburtsverlauf wirksam zu begegnen. Ärzten und Hebammen bleibt selten die Zeit, Interesse für das Gefühlsleben der werdenden Mutter aufzubringen, ganz zu schweigen davon, sich um eine Verbesserung ihres allgemeinen Gesundheitszustands und Wohlbefindens zu bemühen. Niemand wird leugnen, daß die moderne Geburtshilfe wertvolle Dienste zu leisten vermag, falls tatsächlich einmal Komplikationen auftreten, aber viele Frauen stellen heute die routinemäßigen medizinischen Eingriffe oder Anordnungen in Frage und suchen nach natürlicheren Mitteln und Wegen zu einer problemfreien Schwangerschaft und Geburt.

Das Buch *Natürliche Schwangerschaft* bietet ein Konzept an, das auf einer ganzheitlichen Betrachtungsweise der Schwangerschaft beruht. Es zielt darauf ab, Ihre Selbstsicherheit und Ihr Selbstvertrauen mit Hilfe von Empfehlungen und Ratschlägen zu stärken, die Sie befähigen, sich in den neun Monaten Ihrer Schwangerschaft physisch und seelisch optimal auf die Geburt vorzubereiten. Das erste Kapitel zeigt Ihnen, wie Sie die emotionalen Herausforderungen der Schwangerschaft meistern, und wie Sie durch Tiefenatmung und Meditation zu innerer Ruhe und zur Mitte Ihres Selbst finden. Die sich anschließenden Kapitel enthalten klare, praktische Richtlinien, die Sie Ihrem Ziel – einem für Sie und Ihr Kind gesunden Schwangerschaftsverlauf – näherbringen. Hier werden grundlegende Themen angesprochen, beispielsweise wie man sich gesund und ausgewogen ernährt, und schrittweise Anleitungen für die Durchführung der wichtigsten Yogaübungen und Massagesequenzen gegeben. Mit Hilfe dieser Techniken werden Sie Ihr Körperbewußtsein vertiefen und Ihr Vertrauen in das wundervolle Ereignis von Geburt und Stillen stärken. Diese körperorientierte Methode der Geburtsvorbereitung erfuhr während meiner Arbeit mit schwangeren Frauen im »Zentrum für Aktive Geburt« in London eine stete Weiterentwicklung. Sie basiert darüber hinaus auch auf den Erfahrungen, die ich selbst während meiner Schwangerschaften und bei der Geburt meiner vier Kinder gemacht habe. Theo, mein Jüngster, kam erst wenige Monate, bevor ich dieses Buch zu schreiben begann, zu Hause auf die Welt. Er wog bei der Geburt rund fünf Kilogramm, die dank natürlicher Schwangerschaft und Entbindung und trotz der Tatsache, daß ich bereits das vierzigste Lebensjahr überschritten hatte, wie bei seinem Bruder und seinen beiden Schwestern ohne Komplikationen verlief.

Regelmäßige Meditations- und Yogaübungen sowie Massage stellen die beste Art und Weise dar, sich auf Geburt und Mutterschaft vorzubereiten. Diese Kombination befördert nicht nur den gesunden, harmonischen Einklang von Körper und Geist, sie ist auch eine kraftspendende, die natürliche aktive Geburt begünstigende Methode; und sie ist wesentlich wirksamer als das Sammeln zahlloser rein theoretischer Informationen oder das Erlernen komplizierter Atemtechniken.

In den beiden letzten Kapiteln wird aufgezeigt, welche natürlichen alternativen Therapien es gegenwärtig gibt, und wie man sie sicher und wirksam zum Erhalt oder zur Wiederherstellung der Gesundheit während der Schwangerschaft nutzt. Außerdem werden Sie mit vielen weitverbreiteten Beschwerden, die in der Schwangerschaft auftreten können, bekanntgemacht, sowie auch mit verläßlichen Maßnahmen zur Vorbeugung und Selbsthilfe und mit herkömmlichen Behandlungsmethoden, die sich natürlicher Therapien bedienen.

Am »Zentrum für Aktive Geburt« arbeite ich mit einer Reihe alternativ praktizierender Fachkräfte zusammen, die bei der Behandlung seelischer und körperlicher Beschwerden von Schwangeren auf natürliche Heilverfahren zurückgreifen; und ich habe selbst die große Heilwirkung dieser Therapien erfahren, die zudem weder Mutter noch Kind in irgendeiner Weise gefährden. Oft wird man mit Hilfe dieser Methoden befähigt, sogar solche Probleme zu überwinden, für deren Lösung die orthodoxe Medizin keine brauchbaren Angebote bereithält.

Ich hoffe, mit diesem Buch dazu beizutragen, daß Sie Ihre Schwangerschaft genießen und optimal zu beeinflussen lernen. Allein das Wissen darüber, daß sich durch Körperübungen und Massage die eigene Gesundheit am besten bewahren läßt, kann sich schon nachhaltig auf Ihr Gefühlsleben auswirken. Bei sachgemäßer Anwendung werden Ihnen die natürlichen Therapien helfen, Ihr inneres Gesundheitspotential voll und ganz auszuschöpfen. Darüber hinaus vertiefen sie das Bewußtsein für die eigene Stärke und Verantwortung und schärfen Ihren mütterlichen Instinkt für die natürlichen Wege, die Gesundheit Ihres Babys auch nach der Geburt zu erhalten oder wiederherzustellen.

Ich hoffe, daß Sie sich die ungeheuren Vorteile zunutze machen werden, die Ihnen die gegenwärtig verfügbaren natürlichen Heilverfahren zu bieten haben, und daß dieses Buch Sie anregt, sich in der pränatalen Vorsorge in stärkerem Maß an einem ganzheitlichen Ansatz zu orientieren.

Kapitel 1

GEFÜHLE

Während der Schwangerschaft bereiten Sie sich sowohl emotional als auch physisch auf die Herausforderungen vor, die Geburt und Mutterschaft mit sich bringen. Zu Beginn der Schwangerschaft stellen Sie vermutlich fest, daß Ihre Gefühle leichter zum Ausbruch kommen: Sie erleben vielleicht rasche Stimmungswechsel, lachen und weinen mehr als gewöhnlich, werden schneller und lautstark wütend und können sich in der Regel schwerer unter Kontrolle halten als früher. Diese emotionale »Dünnhäutigkeit« kann beängstigend sein, sie bedeutet aber auch, daß Sie jetzt leichter Zugang zu Ihren Gefühlen finden und die Gelegenheit nutzen können, sie zu beeinflussen und zu transformieren – sofern Sie wirklich bereit sind, sie wahrzunehmen und auch zu äußern.

Ihre Reaktion auf die Bestätigung Ihrer Schwangerschaft hängt von den jeweiligen Umständen ab. War die Schwangerschaft gewollt, strahlen Sie wahrscheinlich vor Freude, Aufregung und Glück. Ist sie aber unbeabsichtigt eingetreten, könnte diese Neuigkeit eine unliebsame Überraschung, ja möglicherweise sogar ein Schock für Sie sein, der zunächst einmal verkraftet sein will und vielleicht eines nachhaltigen Anpassungsprozesses bedarf.

Ungeachtet der persönlichen Lebensumstände kann es jedoch ganz allgemein einige Zeit dauern, bis man sich auf die Schwangerschaft eingestellt hat, und die ersten Monate sind in der Regel von den unterschiedlichsten Gefühlen begleitet. Manche Frauen leiden zudem noch unter Müdigkeit und Erbrechen, während sich andere rundum wohl und voller Energie fühlen. Am Ende des dritten Schwangerschaftsmonats kommen die Dinge jedoch meist wieder ins rechte Lot. Gelegentlich können sich zwar noch Angstgefühle einstellen, aber normalerweise sind sie bald überwunden und machen einem Gefühl zunehmender Entspannung, wachsenden Selbstvertrauens und der Fähigkeit Platz, sich auf die bevorstehenden Ereignisse zu freuen. Um die 18. Schwangerschaftswoche herum nimmt der Bauchumfang zu, und zu diesem Zeitpunkt werden Sie auch die ersten Bewegungen Ihres Babys wie zarte Flügelschläge spüren. Jetzt sollten Sie die Rundungen und sinnlichen Empfindungen Ihres Körpers begrüßen und es genießen, wenn Sie Yoga praktizieren, schwimmen, sich massieren lassen oder sich bei einem Spaziergang in der freien Natur entspannen. Die Fürsorge, die Sie sich selbst angedeihen lassen, und die Zeit, die Sie den Aktivitäten zur Förderung Ihrer seelischen Harmonie, Ihres Selbstvertrauens und Ihrer Gesundheit widmen, kommen letztlich auch Ihrem Baby zugute.

Während der Schwangerschaft entwickelt sich das starke Bedürfnis, das ungeborene Leben in sich zu schützen. Je näher der Zeitpunkt der Geburt rückt, desto ausgeprägter wird Ihr Brutpflegeinstinkt, der Wunsch, dem Kind ein warmes Nest zu bereiten. Rein physisch erleben Sie vielleicht wahre Energieschübe, begleitet von dem Bedürfnis, auf »Sparflamme« zu schalten und sich auszuruhen. Es ist ganz natürlich, daß Ihre mentalen Kräfte wie Intellekt und Gedächtnis in der Schwangerschaft zeitweilig ein wenig in den Hintergrund treten, während Instinkt und Intuition an Stärke gewinnen. Das gilt insbesondere für das Ende der Schwangerschaft, wenn Sie auf das Einsetzen der ersten Wehen warten und mit Erregung und Freude der Ankunft Ihres Babys entgegensehen.

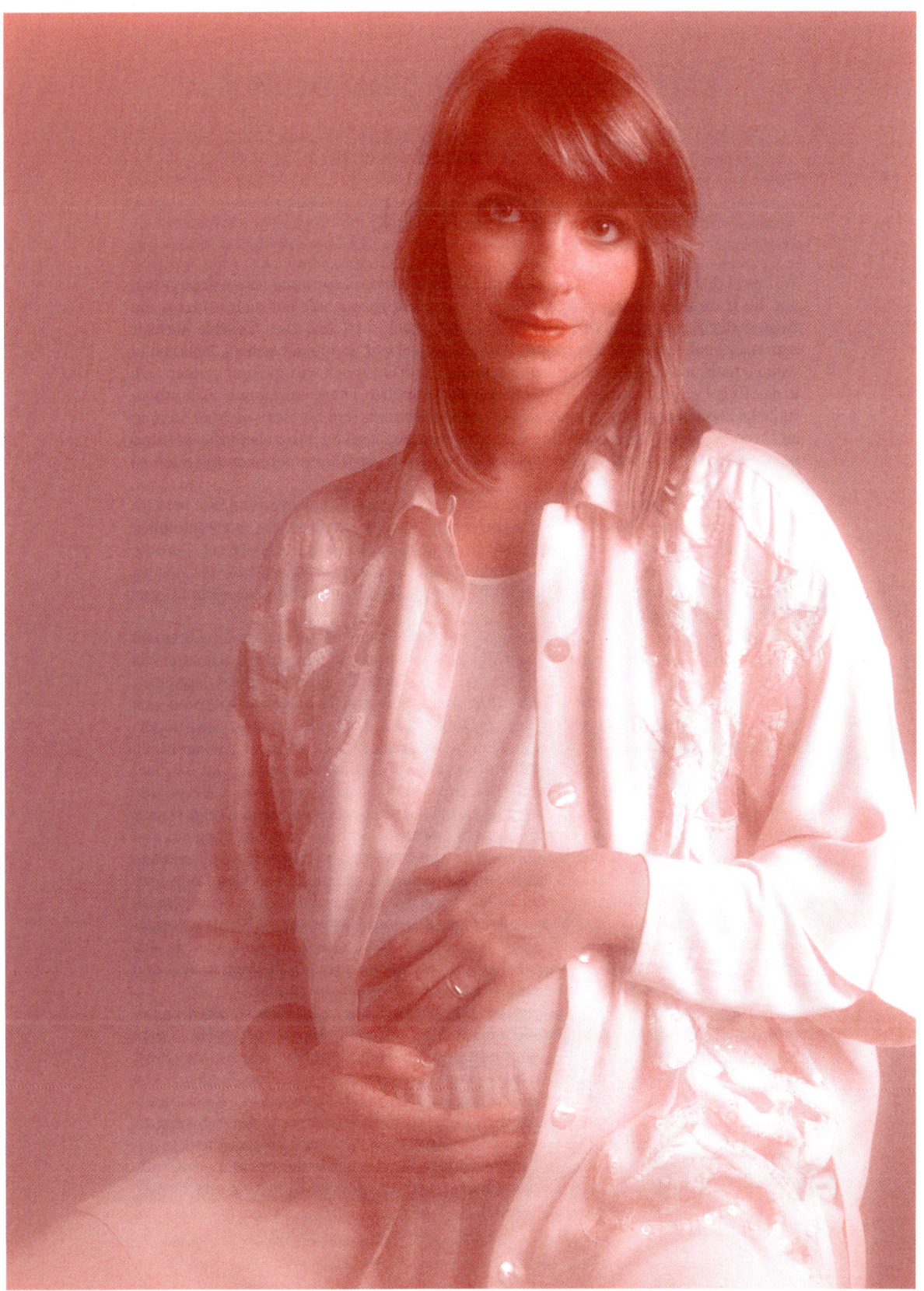

Vergangenes aufarbeiten

Obwohl dies nicht bei jeder Frau erforderlich sein wird, bietet die Schwangerschaft eine gute Gelegenheit, ungelöste emotionale Probleme aus der eigenen Vergangenheit zu klären. Sie können mit einem Rückblick auf die Ereignisse beginnen, die sich um Ihre eigene Empfängnis, die Schwangerschaft Ihrer Mutter und Ihre Geburt ranken, und sich an die Erfahrungen aus frühester Kindheit und Jugend erinnern.

Die Beziehung zu Ihren Eltern, insbesondere zur Mutter, erhält eine ganz neue Bedeutung, wenn Sie aus dem Blickwinkel der eigenen bevorstehenden Elternschaft betrachtet wird. Einige Menschen haben das Glück, eine unbeschwerte Kindheit und eine gute Beziehung zu ihren Eltern genossen zu haben; bei anderen überwiegen vielleicht eher unliebsame Erinnerungen: persönliche Tragödien, der Verlust eines nahestehenden Menschen oder irgendein anderes traumatisches Erlebnis. Viele neigen unbewußt dazu, Verhaltensmuster, die in der Vergangenheit erlernt und verfestigt wurden, in ihren gegenwärtigen sozialen oder Partnerbeziehungen weiterzuleben. Es ist ein unabdingbarer Bestandteil des persönlichen Reifungsprozesses, sich dieser Muster bewußt zu werden, indem man die eigene Kindheit und die Einstellung zur Elternrolle in die richtige Perspektive rückt. Nur so wird es uns möglich sein, unsere familial geprägten Einstellungen und Überzeugungen hinsichtlich Sexualität, Schwangerschaft und Geburt zu erkennen und all jene Themen auszuforschen, die uns ein Gefühl der Unzufriedenheit oder Angst vermitteln. Diese Auseinandersetzung mit der eigenen Geschichte kann im verbalen Austausch mit dem Partner, einem Freund oder Therapeuten erfolgen; Sie haben aber auch die Möglichkeit, Ihre Gefühle für sich allein schriftlich festzuhalten, zu meditieren oder sich irgendeiner anderen Methode der Selbsterforschung zu bedienen. Versuchen Sie, Ihre Gefühle ungehindert »rauszulassen«, vor allem, wenn Sie sie bisher immer unterdrückt haben. Weinen Sie, wenn Sie Kummer verspüren, akzeptieren und äußern Sie ungehemmt alle Ihre Emotionen. Wenn Sie bereits eine Fehlgeburt oder einen Schwangerschaftsabbruch hatten, oder wenn die Erinnerungen an eine früher erfolgte Geburt Sie quälen, ist es sehr wichtig, sich mit möglichen verschütteten oder schmerzvollen Gefühlen auseinanderzusetzen.

Während der Schwangerschaft werden Ihre Träume an Intensität gewinnen. Sie stellen ein Medium dar, über das sich Ihre unbewußten Wünsche und Ängste mitteilen. Die Träume unmittelbar nach dem Aufwachen aufzuschreiben, kann eine weitere Hilfe zur Erforschung Ihrer inneren Welt sein.

Wenn Sie viele schmerzvolle Gefühle aufzuarbeiten haben, meinen Sie vielleicht, daß die Schwangerschaft nicht der richtige Zeitpunkt dafür sei, weil Sie fürchten, damit Ihrem Baby zu schaden. Da diese Gefühle aber ohnehin in den tiefsten Schichten Ihres Unterbewußtseins »lagern«, kann die Entscheidung, sie nicht länger zu unterdrücken, nur von Vorteil sein und den Weg zu einer positiven Einstellung gegenüber der eigenen Mutterschaft ebnen. Falls es Ihnen jedoch schwerfällt, den Kontakt zu Ihren Gefühlen herzustellen und sie zu klären, und wenn Sie ständig unter Depressionen oder Angstgefühlen leiden, sollten Sie professionelle Hilfe in Anspruch nehmen und wenn nötig einen Therapeuten aufsuchen (siehe Seite 71). Auch bei der Entbindung werden Sie es leichter haben, sich in einen lockeren, entspannten Zustand zu versetzen, wenn Sie nicht versuchen, Ihre Gefühle zu unterdrücken oder zu kontrollieren. Außerdem verringert sich die Wahrscheinlichkeit, daß sich die sogenannten »Wochenbettdepressionen« einstellen, wenn es Ihnen schon während der Schwangerschaft gelingt, verschüttete Gefühle aufzuspüren und freizusetzen.

Bei der Erforschung Ihrer Vergangenheit sollten Sie auch die positiven Dinge in Ihrem Leben berücksichtigen und die Zuversicht entwickeln, daß sowohl die Liebe und die Zuwendung, die Ihnen in Ihrer Kindheit zuteil wurden, als auch die schwierigen und schmerzvollen Zeiten Sie sorgfältig auf die Herausforderungen der Mutterschaft vorbereitet haben.

In Erwartung der Niederkunft

Gegen Ende der Schwangerschaft wird Ihr Leben unter Umständen gefühlsmäßig anstrengender. Angesichts der näherrückenden Ereignisse von Geburt und Mutterschaft verspüren Sie vielleicht von Zeit zu Zeit Besorgnis und Angst, oder Sie geraten gelegentlich sogar regelrecht in Panik. Auch Ihren physischen Zustand empfinden Sie nun möglicherweise als wenig erträglich, und manchmal stellen sich Schlafprobleme ein. In dieser Phase ist es ganz natürlich, wenn Sie Zweifel an Ihrer Fähigkeit verspüren, die Wehenschmerzen durchstehen oder ein gesundes Kind zur Welt bringen zu können. Sich diese Ängste einzugestehen und sie offen zu äußern, stellt eine wesentliche Möglichkeit dar, sie auch zu überwinden. Wichtig ist auch, Kenntnisse über den rein physiologischen Vorgang des Gebärens zu gewinnen und sich mit den herkömmlichen Geburtshilfemaßnahmen vertraut zu machen. Auf diese Weise machen Sie sich bewußt, was getan werden kann, sobald Probleme auftreten. Der Besuch von Yogakursen speziell für Schwangere hilft Ihnen ebenfalls dabei, Zuversicht und Vertrauen zu Ihrem Körper und Ihrer naturgegebenen Fähigkeit zu entwickeln, ein Kind zu gebären.

Mutter werden

Wie alles wirklich Sinnvolle im Leben gehört auch die Mutterschaft zu den Erfahrungen, die uns vor eine große Herausforderung stellen. Während der ersten Lebensjahre wird Ihr Kind völlig abhängig von Ihnen sein, und Sie müssen lernen, mit der Verantwortung umzugehen, die mit der Elternrolle verbunden ist. Da die Art, wie Sie auf Ihr Baby reagieren, für sein seelisches und körperliches Wohlbefinden von entscheidender Bedeutung ist, beruhigt es Sie vielleicht zu wissen, daß die meisten Frauen – im Rahmen realistischer Erwartungen – lernen, gute Mütter zu sein.

Viele Frauen unterschätzen jedoch die reine »Knochenarbeit«, die Hingabe und Geduld, die bei der Pflege des Babys unerläßlich sind. Wenn Sie bereits während der Schwangerschaft Kontakt zu anderen Müttern mit Kleinkindern suchen, können Sie sich leichter auf die künftigen Aufgaben vorbereiten. Empfehlenswert ist es auch, sich vorab Gedanken über die Säuglingspflege zu machen.

In gewisser Hinsicht gibt es jedoch nichts, was Sie vollständig auf die Mutterrolle vorbereitet. Sie können beispielsweise von der Intensität der Liebe überrascht werden, die Sie für Ihr Kind empfinden, während zu anderen Zeiten möglicherweise Gefühle der Wut und Verzweiflung überwiegen. Die Bedürfnisse Ihres Babys zu befriedigen, wird auch noch für einige Zeit nach der Geburt Ihre wichtigste Aufgabe sein. Aber Sie werden für diese Mühen tausendfach entschädigt durch die einzigartigen und wundervollen Augenblicke, in denen Ihre Liebe ganz spontan erwidert wird. Und genau in diesen unvergleichlichen Momenten erleben Sie die Hochstimmung und das Gefühl der Erfüllung, die jede mit der Mutterschaft verbundene Arbeit lohnenswert erscheinen lassen.

Wenn Sie aufgrund äußerer Umstände oder infolge eigener Entscheidung dem Hineinwachsen in die Mutterrolle allein begegnen müssen, ist es wichtig, jemanden zu finden, dem Sie wirklich vertrauen können, und Ihr künftiges Leben so zu planen, daß Sie soviel Unterstützung, Freundschaft und Zuwendung wie möglich erhalten. Suchen Sie Kontakt zu anderen schwangeren Frauen, und raffen Sie sich dazu auf, einen Yoga- und/oder Geburtsvorbereitungskurs zu besuchen. Sie könnten auch irgend jemanden aus Ihrem Freundes- oder Verwandtenkreis bitten, Sie zu begleiten, der vielleicht bei der Geburt dabeisein möchte. Organisieren Sie auch die Zeit unmittelbar nach der Niederkunft. Erkundigen Sie sich beizeiten, ob Sie nach der Geburt finanzielle Unterstützung beanspruchen können. Außerdem gibt es Selbsthilfegruppen Alleinerziehender, wo man Ihnen mit Rat und Tat zur Seite steht.

Familienbeziehungen

Bevor das Abenteuer der Elternschaft beginnt, sollten Sie die Beziehung zu Ihrem Partner festigen und stärken. Die neun Monate, die vor Ihnen liegen, bieten Ihnen die Möglichkeit, vorab alle ungelösten Konflikte zu bereinigen, sich über Ihre langfristige Familienplanung zu einigen und zu klären, in welcher Weise Sie beide später für die Pflege Ihres Babys Verantwortung übernehmen wollen. Nutzen Sie diese Zeit so gut wie möglich, gemeinsam mit Ihrem Partner zu lernen, Gefühle zu äußern und einander zuzuhören.

Während Sie das Kind, das Sie in sich tragen, in zunehmendem Maß wahrnehmen, könnte dies bei Ihrem Partner weniger ausgeprägt sein. Vielleicht muß er etwas ermutigt werden, sich auf die Schwangerschaft einzustellen und an den Vorsorgeuntersuchungen, den Massagen und den Kursen zur Geburtsvorbereitung teilzunehmen. Es kann für Sie große Sicherheit und emotionale Unterstützung bedeuten, wenn Ihr Partner bereit ist, sich aktiv auf die bevorstehenden Veränderungen einzulassen. Diese aktive Anteilnahme kann sich auch auf das Erlebnis der Geburt und die elterlichen Pflichten ausdehnen. Nach der Geburt wird ein großer Teil Ihrer Zeit von Ihrem Baby in Anspruch genommen; Ihr Partner muß sich innerlich sowohl auf die zeitweilige Vernachlässigung, die Schicksal jedes frischgebackenen Vaters ist, als auch auf die vielleicht ungewohnte Aufgabe einstellen, Sie und das Baby eine Weile intensiver zu umhegen. Darüber hinaus sieht er sich unter Umständen noch mit neuen Herausforderungen am Arbeitsplatz oder zusätzlichen finanziellen Verpflichtungen konfrontiert. Die Zwänge und der Streß, unter denen Väter stehen, werden für gewöhnlich von der Gesellschaft nicht anerkannt. Deshalb kann es für Ihren Partner eine große Hilfe sein, wenn Sie sich seine Gefühle bewußt machen und von Zeit zu Zeit dafür sorgen, daß Sie beide ein paar ruhige Stunden miteinander verbringen. Folgende Übung ist dieser Zweisamkeit förderlich: Setzen Sie sich in einem ruhigen Augenblick einander gegenüber. Atmen Sie tief durch und blicken Sie einander schweigend einige Sekunden lang in die Augen. Dann erzählen Sie sich abwechselnd, wie Sie sich fühlen. Hören Sie einander zu, ohne sich zu unterbrechen. Wenn Sie sich bei dieser Übung unbehaglich fühlen, sollten Sie sich zusätzlich Zeit nehmen, miteinander zu reden. Bemühen Sie sich, gute Zuhörer zu sein und ein Gespür für die Bedürfnisse des Partners zu entwickeln. Auf diese Weise werden Sie die Elternschaft als positive Teamarbeit erfahren, denn Sie beide begegnen ihr aus Ihrer inneren Ruhe und Mitte heraus.

Wenn Sie bereits ein oder mehrere Kinder haben, stehen Sie vor der Aufgabe, das Neugeborene in die vorhandenen Familienstrukturen zu integrieren. Die Geschwister, vor allem, wenn sie selbst noch im Kleinkindalter sind, neigen zu Eifersucht, sobald das Baby im Mittelpunkt der Aufmerksamkeit steht und den größten Teil Ihrer Zeit und Kraft beansprucht. Kinder brauchen eine sorgfältige und einfühlsame Vorbereitung auf die Ankunft des neuen Familienmitglieds. Sie können den älteren Geschwistern ein Gefühl der Sicherheit vermitteln, wenn Sie ihnen zeigen, daß Ihre Liebe zu ihnen nicht weniger geworden ist, und wenn Sie sich vornehmen, sich ihnen in den ersten Tagen nach der Geburt so intensiv wie möglich zu widmen.

Nehmen Sie sich auch die Zeit, das ungeborene Kind den übrigen Familienmitgliedern »vorzustellen«. Ermutigen Sie die älteren Geschwister, sich mit dem Baby »anzufreunden«. Das geschieht am besten durch Berühren, durch gemeinsames Beobachten seiner Bewegungen, durch Erraten, wo sich das Köpfchen, die Arme oder Beine gerade befinden, oder indem sie bei einer Routineuntersuchung den Herzschlag hören dürfen. Versuchen Sie, den Horizont der älteren Kinder zu erweitern und sie zur Entwicklung einer engeren Bindung an Ihren Partner, ein Familienmitglied oder einen außenstehenden Menschen zu ermuntern, der ihnen emotionale Unterstützung bieten kann. Bemühen Sie sich jedoch vor allem dann um Verständnis, wenn sie negative Gefühle ungehemmt zum Ausdruck bringen, schwierig im Umgang sind oder in kleinkindhaftes Verhalten zurückfallen.

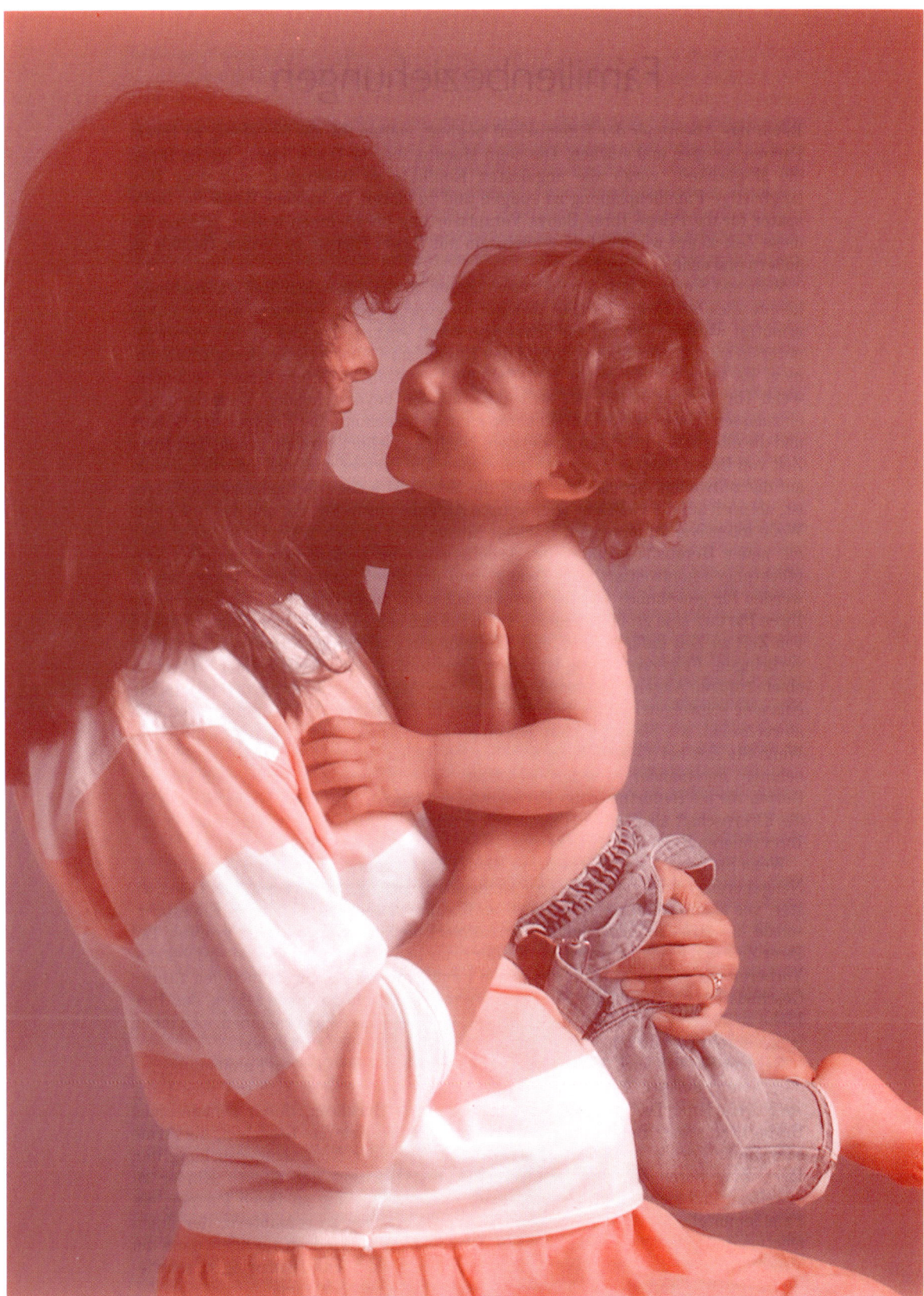

Körperliche Liebe

Miteinander zu schlafen ist ein Ausdruck der Zuneigung, der Kontakt zwischen unseren Körpern herstellt und die Harmonie unserer Seelen befördert. Und es ist ein Akt der Schöpfung, bei dem neues Leben gezeugt werden kann.

Manche Paare sind sich ihres Kinderwunsches bewußt, und die Absicht, eine Schwangerschaft herbeizuführen, kann dem Geschlechtsakt eine besondere, eine höhere Dimension verleihen. Aber auch wenn die Empfängnis ungeplant ist, spricht nichts gegen eine genußvolle Sexualität während der Schwangerschaft. Dies ist die Zeit, in der sich die liebevolle Bindung an Ihren Partner festigt, in der Sie beide verstärkt das Bedürfnis empfinden werden, Liebe und Zuwendung zu geben und zu erhalten, in den Arm genommen, gestreichelt und der Zuneigung des anderen versichert zu werden. Jetzt sind Intimität und Nähe, gegenseitige Zärtlichkeit, Achtung und Rücksichtnahme auf die Bedürfnisse des anderen von noch größerer Wichtigkeit als zu anderen Zeiten.

Zunächst einmal ist es gut zu wissen, daß der Geschlechtsverkehr während der Schwangerschaft kein Risiko darstellt. Der sich entwickelnde Fötus ist durch Fruchtwasser und Membranen sehr gut geschützt. Selbst eine tiefe Penetration – vorausgesetzt, Ihr Partner ist behutsam – wird dem Baby nicht schaden, da das Scheideninnere ausreichend Platz läßt. Gelegentlich kann beim Geschlechtsverkehr eine sogenannte Kontaktblutung auftreten, da die Blutgefäße rund um den Gebärmutterhals besonders prall gefüllt sind und einige davon platzen können. Im allgemeinen besteht in einem solchen Fall kein Anlaß zu Besorgnis, aber es ist trotzdem ratsam, Ihren Arzt darüber zu informieren. Er wird Ihnen unter Umständen empfehlen, für kurze Zeit eine tiefe Penetration zu vermeiden. Höchst unwahrscheinlich ist es, daß der Geschlechtsverkehr einen Abort verursacht, jedoch wird Frauen, die zu Fehlgeburten neigen, meist ärztlicherseits geraten, in den ersten zwölf Wochen auf ausgiebigen sexuellen Kontakt zu verzichten, bis sich die Schwangerschaft ausreichend stabilisiert hat.

Sexualität in der Schwangerschaft

Viele Frauen haben erfahren, daß während der Schwangerschaft Sexualität und Erotik eine besonders große Rolle spielen, und daß sie gerade jetzt zum ersten Mal einen Orgasmus erleben. Man könnte es als Ironie des Schicksals betrachten, daß Sie ausschließlich in dieser Zeit die körperliche Liebe ohne die geringsten Selbstbeschränkungen oder Verhütungsmaßnahmen genießen dürfen. Auch der Orgasmus stellt keine Gefahr dar, sondern bringt vermutlich eher Vorteile: Der Muskeltonus der Gebärmutter wird dadurch verbessert und Ihr Körper auf die Geburt vorbereitet, die selbst eine Art orgasmischer Auf- oder Loslösung darstellt. Die Phase der wohligen Entspannung, die auf den Orgasmus folgt, bringt Ruhe und eine Auffüllung des Energiereservoirs mit sich, die sich in Liebeskraft für Ihr Baby umsetzen lassen. Sie werden vielleicht feststellen, daß die Gebärmutter noch einige Minuten nach dem Liebesakt hart und fest bleibt. Das ist ganz normal und in der Wirkung mit den sogenannten Braxton-Hicks-Kontraktionen vergleichbar, jenen wehenähnlichen Kontraktionen der Gebärmutter, die gegen Ende der Schwangerschaft auftreten.

Bei manchen Frauen läßt während der Schwangerschaft der Wunsch nach, mit ihrem Partner zu schlafen, vor allem in den ersten Monaten, wenn sie sich emotional besonders verletzbar fühlen oder unter Mattheit und Übelkeit leiden. Diese Gefühle gehen in der Schwangerschaftsmitte häufig vorüber, können sich jedoch in den letzten Wochen vor der Geburt erneut einstellen, wenn das zunehmende Gewicht der Gebärmutter ein gewisses Unbehagen bereitet. Ein völliges Desinteresse am Sex während der Schwangerschaft ist ebenfalls kein ungewöhnliches, anomales Phänomen. Falls Sie jedoch das Gefühl haben, daß Ihre Unlust tiefer verwurzelt ist, und es Ihnen schwerfällt, sich gehenzulassen oder zum Orgasmus zu kommen, dann ist es ratsam, einen Psycho- oder Sexualtherapeuten aufzusuchen. Die Ursache Ihrer

Schwierigkeiten könnte in der Beziehung zu Ihrem Partner liegen; in diesem Fall ist es von entscheidender Bedeutung, daß Sie die Wurzel des Problems aufspüren und analysieren, um unnötigen Belastungen vor, während und nach der Geburt vorzubeugen. Eventuell empfindet einer von Ihnen oder auch Sie beide die unbegründete Angst, der Intimverkehr könnte dem Baby schaden oder es stören; dann ist es möglicherweise schon eine Hilfe, offen darüber zu sprechen. Vielleicht machen Sie sich Sorgen, daß Ihr Baby die Vorgänge beim Sex emotional nicht verkraftet. Unter der Voraussetzung, daß beide Partner die körperliche Liebe genießen und die Bewegungen behutsam sind, ist dies jedoch unwahrscheinlich. Es könnte für die Entwicklung des ungeborenen Kindes sogar förderlich sein, wenn es sich von der Wärme, der Innigkeit und dem sinnlichen Vergnügen eingehüllt fühlt, die zur sexuellen Liebe gehören. Vielleicht machen Sie sich aber auch Sorgen, daß durch den Verkehr die Wehen vorzeitig ausgelöst werden. Das passiert jedoch sehr selten, es sei denn, die Geburt steht ohnehin kurz bevor. Falls der errechnete Geburtstermin überschritten ist, wirkt Geschlechtsverkehr wehenanregend, denn die Samenflüssigkeit enthält die sogenannten Prostaglandine, hormonähnliche Substanzen, die dazu beitragen, den Gebärmutterhals weicher werden zu lassen. Stehen die Wehen unmittelbar bevor, regt der Liebesakt darüber hinaus auch bestimmte Zellen im Gebärmutterhals an, ihrerseits Prostaglandine auszuschütten.

Angenehme Positionen

Die Schwangerschaft ist eine ideale Zeit, um beim Liebesakt mit verschiedenen Stellungen zu experimentieren. Von der Mitte der Schwangerschaft an nimmt der Bauchumfang beträchtlich zu, und Sie sollten dann vermeiden, Ihr Gewicht auf das Baby zu verlagern. Sorgen Sie dafür, daß Sie genug weiche Kissen griffbereit haben, um es ausreichend bequem zu haben. Nun können Sie sich beispielsweise auf die Seite legen, während Ihr Partner hinter Ihnen liegt; oder Sie knien sich hin (wie in der Becken-Entspannungsübung auf Seite 36 abgebildet), während Ihr Partner auf dem Rücken unter Ihnen liegt. Die letztgenannte Stellung gestattet Ihnen auch, die Tiefe der Penetration zu steuern. Eine weitere Möglichkeit wäre, sich bequem auf allen vieren über einem Stapel Kissen hinzuknien, so daß Ihr Partner von hinten in Sie eindringen kann. Haben Sie keine Hemmungen, Ihrer Phantasie freien Lauf zu lassen und mit Ihrem Partner offen über Ihre sexuellen Wünsche zu sprechen. Für eine befriedigende sexuelle Begegnung ist es unerläßlich, daß Sie beide sich Ihre Vorstellungen und Wünsche ehrlich offenbaren.

Es gibt keine Regeln, wie man einander zu lieben hat, doch kann es während der Schwangerschaft Zeiten geben, in denen es angeraten ist, auf eine Penetration zu verzichten. Oft genießen die Paare in dieser Periode den oralen Sex. Es ist ganz nützlich zu wissen, daß während der Schwangerschaft das Gewebe der Vagina stärker als gewohnt anschwellen kann und die Scheidensekretion zunimmt, so daß der Genitalbereich unter Umständen anders als sonst sich anfühlt und schmeckt. Eine weitere Möglichkeit wäre, sich gegenseitig manuell zu befriedigen, wobei man jedoch ein ätherisches Öl als Gleitmittel benutzen sollte. Die Massage und Stimulierung der Brustwarzen stellen bekanntlich die beste Art dar, Ihre Brust auf das Stillen vorzubereiten. Es ist auch völlig sicher und normal, zu masturbieren, insbesondere, wenn Sie allein sind oder Ihr Partner einmal keine Lust hat, Sie ausgiebig zu lieben. Die Selbstbefriedigung trägt in jedem Fall dazu bei, daß Sie schon vor der Geburt eine positive Einstellung zum eigenen Genitalbereich gewinnen und mit ihm ganz und gar vertraut werden.

Der Liebesakt ist eine Form sehr naher und intimer Kommunikation, und die Schwangerschaft ist eine ideale Zeit, um die eigene Sinnlichkeit ohne Schuldgefühle zu genießen, das innere Potential zur Vertiefung der Partnerbeziehung voll auszuschöpfen und Ihr Kind in die Liebe einzubeziehen, die Sie und Ihr Partner füreinander empfinden. Das Gefühl des Einsseins läßt Körper und Seele gedeihen und ist ein natürlicher Ausdruck der Liebe, die das Fundament des Familienlebens bildet.

Atmung

Die Atmung ist von essentieller Bedeutung für das Leben und der Schlüssel zu Gesundheit, Harmonie und innerem Frieden. Während der Schwangerschaft und besonders wenn die Wehen eingesetzt haben, atmen Sie nicht nur für sich selbst, sondern auch für Ihr Baby, und deshalb kommt der richtigen Atmung ein hoher Stellenwert zu. Wenn Sie jeden Tag ein paar Minuten lang tief atmen und sich dabei bewußt auf die Wahrnehmung Ihres Atems konzentrieren, werden Sie leichter Zugang zu Ihrer inneren Mitte finden und sich entspannen. So können Sie die schönen Stunden genießen und Ihre inneren Kraftreserven nutzen, wenn Sie Problemen gegenüberstehen. Die Tiefenatmung bringt Ihren Körper darüber hinaus in Harmonie mit der Schwerkraft, vermittelt Ihnen ein Gefühl des Geerdetseins, der Verbundenheit mit dem Energiefluß der Erde (siehe Seite 34) und befähigt Sie dazu, innerlich loszulassen. Das ist bei den Yogaübungen (siehe Seite 30–43) und während der Wehenkontraktionen besonders wichtig. Sie müssen keine spezifischen Atemtechniken für die Geburt erlernen. Machen Sie es sich einfach zur Gewohnheit, tief zu atmen, wenn Sie meditieren, Ihre Yogaübungen absolvieren oder eine Massage geben oder erhalten. Auf diese Weise lernen Sie, auch während der Wehen ganz spontan, instinktiv und in Einklang mit den natürlichen Bewegungen Ihres Körpers zu atmen.

Führen Sie die nachfolgende Übung täglich durch, wenn möglich in einem gut belüfteten Raum oder im Freien. Setzen Sie sich in bequemer Haltung auf den Boden und lehnen Sie den Rücken, wenn nötig, zur Unterstützung an die Wand. Nehmen Sie den auf der gegenüberliegenden Seite abgebildeten Sitz ein, kreuzen Sie die Beine oder strecken Sie sie lang aus.

Übung zur Tiefenatmung

Schließen Sie die Augen und konzentrieren Sie sich auf Ihre Atmung. Beim Ausatmen sollte sich der ganze Körper entspannen. Sorgen Sie dafür, daß Ihr Becken fest auf dem Boden ruht, indem Sie den unteren Rückenbereich lockern und zum Boden hin verlängern. Dehnen Sie die rückwärtigen Halswirbel dadurch, daß Sie das Kinn auf die Brust senken. Lassen Sie die Schultern hängen und entspannen Sie Becken und Beckenboden. Legen Sie die Handinnenflächen auf den unteren Bereich des Bauchs, und verfolgen Sie Ihren Atemrhythmus. Wenn Sie bereit sind, beginnen Sie nun, sich auf das Ausatmen zu konzentrieren. Atmen Sie durch den Mund aus und durch die Nase ein.

Spüren Sie, wie Ihr Atem – beginnend bei der Halswirbelsäule und dann abwärts über die verschiedenen Abschnitte des Rückgrats bis zum Steißbein – ausströmt. Fühlen Sie, wie sich der ausströmende Atem weiter nach unten fortsetzt, als treibe er seine Wurzeln tief in den Boden direkt unter Ihren Gesäßknochen. Gleichzeitig nehmen Sie wahr, wie sich der Bauch unter Ihren Händen entleert, während der Druck im Unterleib abnimmt. Halten Sie den Atem eine Sekunde lang an. Dann atmen Sie langsam ein und halten dabei das Gefühl des Geerdetseins in Ihrem Becken. Lassen Sie den Atem leicht und mühelos – wie von selbst – kommen. Spüren Sie, wie die Luft aus den tiefen Wurzeln strömt, ihren Weg über die Wirbelsäule zur Schädelbasis nimmt und ein Gefühl von Weite und Lebendigkeit schafft. Gleichzeitig fühlen Sie, wie sich Ihr Bauch gegen die Hände ausdehnt, während der Druck im Unterleib zunimmt. Atmen Sie weiter auf diese Weise, und spüren Sie, wie die Wellen Ihres aus- und einströmenden Atems das Rückgrat in sanftem, natürlichem Rhythmus streicheln. Sie sollten in der Lage sein, die fließende Bewegung des Atems im Unterleib in Ihren Händen zu spüren, während Ihre Brust ruhig und unbewegt bleibt. Nach fünf bis zehn Minuten legen Sie die Hände auf die Knie. Achten Sie auf die Wellenbewegung Ihres Atems und bleiben Sie eine Weile in dieser Position sitzen. Richten Sie Ihre Aufmerksamkeit voll auf die Atmung. Konzentrieren Sie sich auf das lange, langsame Ausatmen und das mühelose Einatmen.

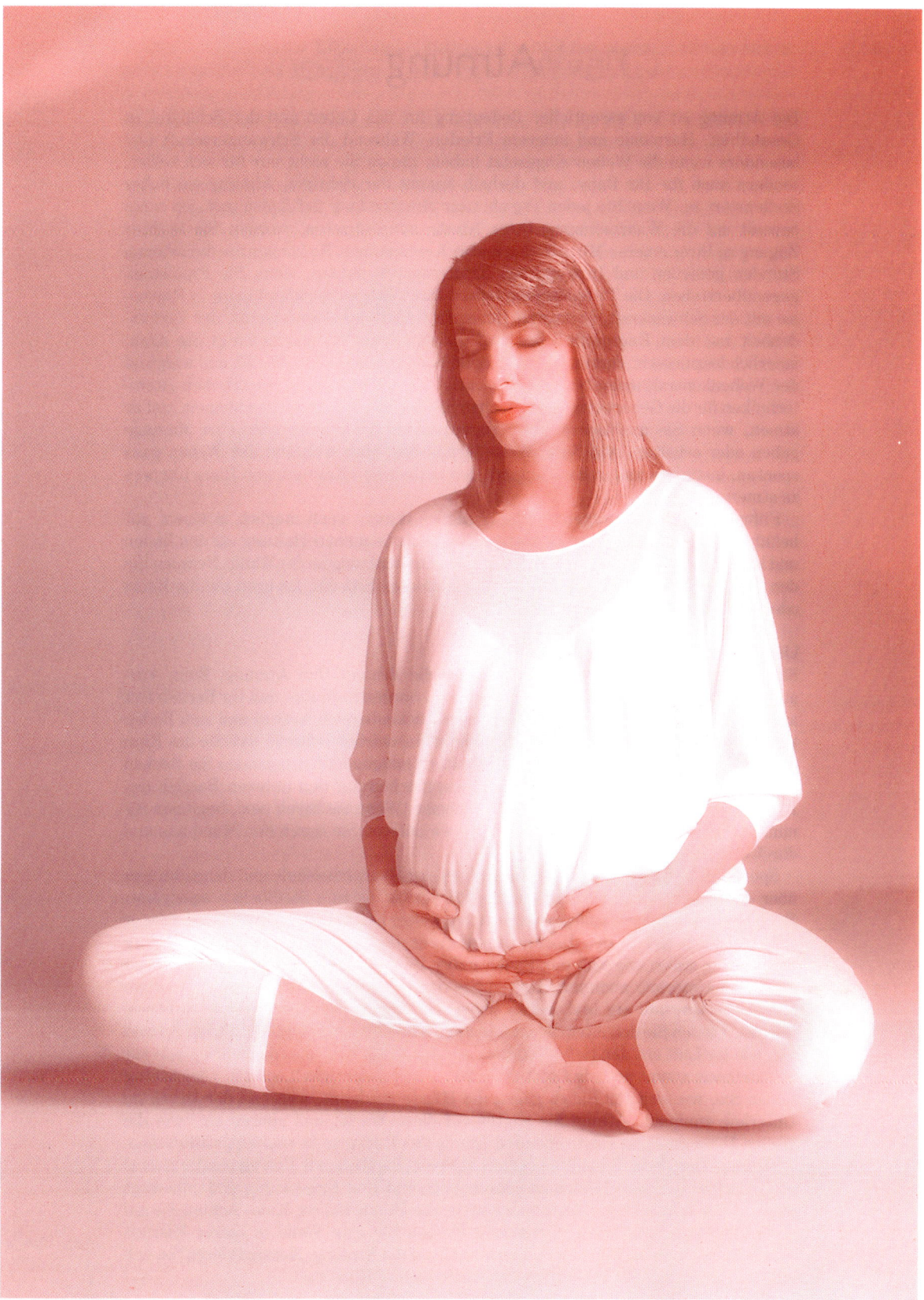

Chakren-Meditation

In der Tradition des Yoga wird die sexuelle Energie des Menschen, *kundalini-shakti* genannt, als eine zusammengerollte Schlange gesehen, die sich von der Wirbelsäulenbasis aus spiralförmig durch unseren Körper hindurch- und zum Kopf hinwindet. Ihr Weg führt durch feinenergetische Zentren oder *Chakren*, von denen jedes mit einem bestimmten Klang oder Laut und einer bestimmten Farbe assoziiert wird. Die Chakren-Meditation weckt die sexuelle Energie und klärt diese inneren Kraftpole. Dies ist nicht nur eine zugleich belebende und entspannende, sondern auch eine kraftspendende Methode, innere Verspannungen während der Schwangerschaft wirkungsvoll abzubauen. Sie bereitet Sie auch darauf vor, durch ungehemmtes, spontanes Ausstoßen bestimmter Laute den Geburtsvorgang zu erleichtern.

Um sich auf diese Meditation einzustimmen, sollten Sie zunächst den Anweisungen von Seite 18 für die Tiefenatmung folgen. Sobald Sie eine bequeme Haltung eingenommen und sich entspannt haben, beginnen Sie mit dem Basis-Chakra im Becken (siehe Abbildung) und stoßen während des Ausatmens den Laut UUU aus. Spüren Sie, wie der Laut tief unten in Ihrem Becken aufsteigt, und halten Sie ihn, bis alle Luft ausgeströmt ist. Dann pausieren Sie kurz und lassen den Atem ungehindert einströmen. Wiederholen Sie diesen Teil der Übung mehrmals. Stellen Sie sich, während Sie den Laut hochsteigen lassen, ein rotes Licht vor, das, vom Zentrum Ihres Beckens ausgehend, Strahlen aussendet. Arbeiten Sie gemäß der nachstehenden Abbildung mit den einzelnen Energiezentren, bis Sie das Kronen- oder Scheitel-Chakra erreicht haben. Er wird als tausendblättriger Lotus beschrieben, der sich öffnet, um die göttliche Energie des Universums aufzunehmen und den Geist auf eine höhere Ebene des Bewußtseins, zu Ekstase und höchster Sinnesfreude zu führen. Beenden Sie die Meditation, indem Sie dreimal den Schlüssellaut OM summen und danach still in Ihrer Position verharren.

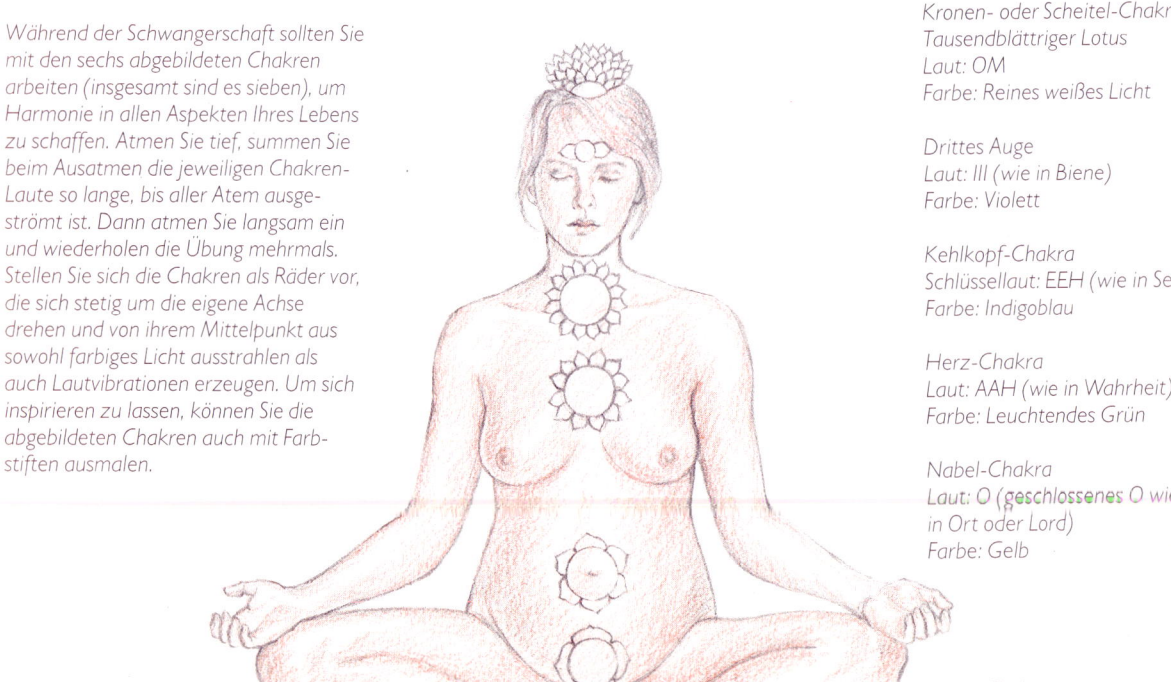

Während der Schwangerschaft sollten Sie mit den sechs abgebildeten Chakren arbeiten (insgesamt sind es sieben), um Harmonie in allen Aspekten Ihres Lebens zu schaffen. Atmen Sie tief, summen Sie beim Ausatmen die jeweiligen Chakren-Laute so lange, bis aller Atem ausgeströmt ist. Dann atmen Sie langsam ein und wiederholen die Übung mehrmals. Stellen Sie sich die Chakren als Räder vor, die sich stetig um die eigene Achse drehen und von ihrem Mittelpunkt aus sowohl farbiges Licht ausstrahlen als auch Lautvibrationen erzeugen. Um sich inspirieren zu lassen, können Sie die abgebildeten Chakren auch mit Farbstiften ausmalen.

Kronen- oder Scheitel-Chakra
Tausendblättriger Lotus
Laut: OM
Farbe: Reines weißes Licht

Drittes Auge
Laut: III (wie in Biene)
Farbe: Violett

Kehlkopf-Chakra
Schlüssellaut: EEH (wie in See)
Farbe: Indigoblau

Herz-Chakra
Laut: AAH (wie in Wahrheit)
Farbe: Leuchtendes Grün

Nabel-Chakra
Laut: O (geschlossenes O wie in Ort oder Lord)
Farbe: Gelb

Basis-Chakra
Sexuelle (Kundalini-)Energie
Laut: UUU (wie in Ruhe)
Farbe: Rot

Baby-Meditation

Im alten China und Japan waren schwangere Frauen angehalten, jeden Tag zu meditieren und während der ganzen Schwangerschaft mit Ihren ungeborenen Kindern auf folgende Weise zu kommunizieren: Setzen Sie sich in bequemer Haltung und mit geschlossenen Augen auf den Boden. Atmen Sie tief, entspannen und zentrieren Sie sich in Ihrer inneren Mitte, richten Sie Ihr Bewußtsein nach innen, auf die Gegenwart Ihres Babys. Nehmen Sie sich Zeit, um den winzigen Körper Ihres ungeborenen Kindes – Kopf, Arme und Beine, ja sogar die Finger und Zehen – und seine vollkommenen Formen zu visualisieren, die sich in der Umhüllung Ihrer Gebärmutter herausbilden. Versuchen Sie, Kontakt mit dem Bewußtsein Ihres Babys aufzunehmen und seine Erfahrungen nachzuvollziehen. Stellen Sie sich vor, wie sich das warme Fruchtwasser auf seiner empfindlichen Haut anfühlt, und wie es wohl ist, wenn man sich, von den Gesetzen der Schwerkraft befreit, völlig ungehindert bewegen und Purzelbäume schlagen kann. Stellen Sie sich die Laute vor, die an das Ohr des Kindes dringen – Ihre Stimme, die Geborgenheit vermittelnde Regelmäßigkeit Ihres Herzschlags und das sanfte Grollen Ihrer Verdauung. Ihr Baby ist vielleicht sogar in der Lage, Musik, Stimmen und andere Geräusche von außerhalb des Mutterleibs wahrzunehmen.

Der psychisch-emotionale Kontakt zwischen Mutter und Kind wird lange vor der Geburt hergestellt, so daß sich Ihre Stimmungen, Gefühle, ja sogar Ihre Träume dem Bewußtsein Ihres ungeborenen Kindes mitteilen. Das soll nicht bedeuten, daß negative Gefühle ihm schaden; damit ist lediglich gemeint, daß Sie während des Meditierens mit Ihrem Baby bewußt kommunizieren und ihm liebevolle Botschaften zukommen lassen können. Verbringen Sie einige Zeit damit, sich ausschließlich auf Ihr Kind zu konzentrieren. Öffnen Sie jetzt die Augen, und halten Sie das innere Bewußtsein seiner Gegenwart aufrecht, während Sie zu Ihren täglichen Aktivitäten zurückkehren. Meditieren Sie, wenn möglich, jeden Tag ein paar Minuten lang auf diese Weise.

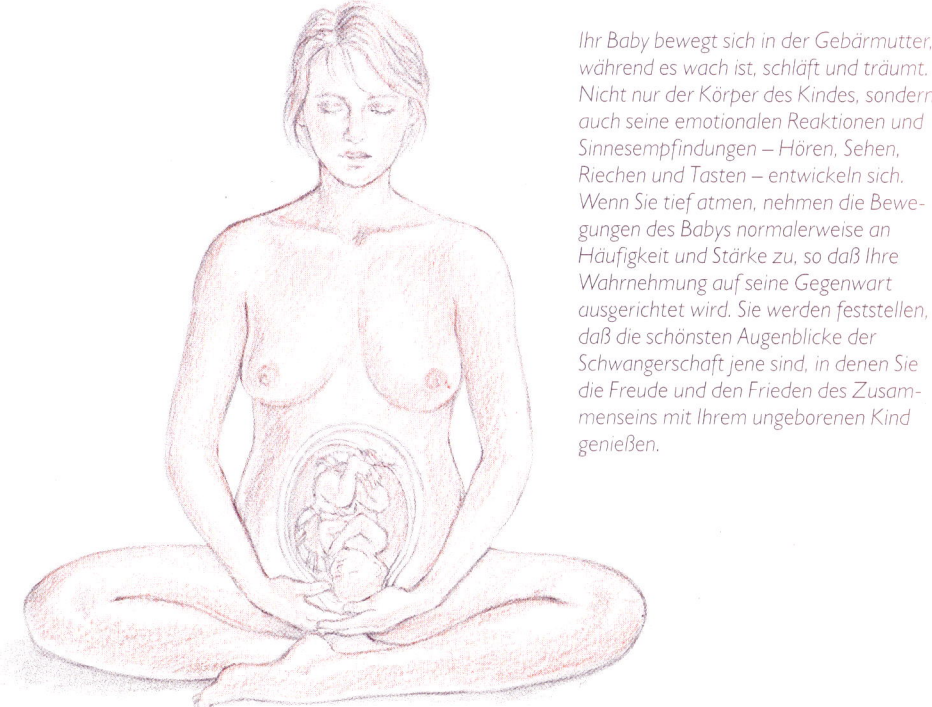

Ihr Baby bewegt sich in der Gebärmutter, während es wach ist, schläft und träumt. Nicht nur der Körper des Kindes, sondern auch seine emotionalen Reaktionen und Sinnesempfindungen – Hören, Sehen, Riechen und Tasten – entwickeln sich. Wenn Sie tief atmen, nehmen die Bewegungen des Babys normalerweise an Häufigkeit und Stärke zu, so daß Ihre Wahrnehmung auf seine Gegenwart ausgerichtet wird. Sie werden feststellen, daß die schönsten Augenblicke der Schwangerschaft jene sind, in denen Sie die Freude und den Frieden des Zusammenseins mit Ihrem ungeborenen Kind genießen.

Kapitel 2

ERNÄHRUNG

Von der Empfängnis bis zur Geburt – und auch während des Stillens – ist Ihr Körper in der Lage, alle für die Entwicklung Ihres Babys lebensnotwendigen Nährstoffe bereitzustellen. Die Nahrungsmoleküle gelangen über mikroskopisch kleine Blutgefäße der Plazenta aus Ihrer Blutbahn in die des Kindes. Das Blut versorgt also Ihr Baby mit Sauerstoff und Nährstoffen und leitet die Abfallstoffe an die Plazenta zurück. Obwohl kein direkter Austausch zwischen mütterlichem und fetalem Kreislauf besteht, übernehmen Sie die Atmung, die Essensaufnahme und die Ausscheidungen für Ihr Baby während Schwangerschaft und Geburt, bis die Nabelschnur durchtrennt und die Plazenta nach der Geburt abgestoßen ist.

Eine nährstoffreiche, ausgewogene Kost ist während der Schwangerschaft somit von lebenswichtiger Bedeutung. Wenn Sie sich richtig ernähren, ermöglichen Sie nicht nur Ihrem Kind einen guten Start ins Leben, sondern befähigen auch sich selbst, Ihr Energieniveau in der Schwangerschaft, während der Entbindung und nach der Geburt zu halten.

Ungeachtet dessen, ob Sie tierische Nahrung zu sich nehmen, pflanzliche Kost bevorzugen oder streng vegetarisch leben, auf den folgenden Seiten werden Sie zahlreiche Informationen zu gesunder Ernährung finden. Während der Schwangerschaft wird Ihr Appetit wahrscheinlich wachsen; aber anstatt »für zwei« zu essen, sollten Sie sich auf eine qualitativ bessere und abwechslungsreichere Kost konzentrieren, um zu gewährleisten, daß Sie alle notwendigen Nährstoffe erhalten. Haben Sie sich schon vor der Schwangerschaft richtig ernährt, verfügen Sie über ausreichende Reserven, die Ihnen über mögliche Mangelphasen hinweghelfen. Dazu kann es kommen, wenn Ihnen beispielsweise so häufig übel ist, daß Sie zeitweise eine angemessene Nahrung einfach nicht zu sich nehmen können. War Ihre Ernährung jedoch schon vorher unausgewogen, werden diese Reserven jetzt unter Umständen bald ausgeschöpft sein. Vielleicht ist Ihr Baby noch in der Lage, alle lebenswichtigen Nährstoffe abzuzweigen, doch Sie selbst verfügen dann nur noch über einen unzureichenden Nährstoffvorrat. Aus diesem Grund ist es überaus wichtig, daß Sie Ihrem Körper täglich in ausgewogenem Verhältnis Proteine, Fette, Kohlenhydrate, Vitamine und Mineralstoffe zuführen. Diese Nahrungsbausteine sind in frischen vollwerten Nahrungsmitteln enthalten und garantieren eine optimale Versorgung des Körpers. Bei richtiger Ernährung verringern Sie überdies noch die Wahrscheinlichkeit von Schwangerschafts- oder Geburtskomplikationen.

Wenn Sie auf eine ausgewogene, gesunde Kost achten und darüber hinaus regelmäßig Ihre Yogaübungen durchführen, werden sich Ihre inneren Kraft- und Energiereserven aufstocken. Außerdem verkürzen Sie auf diese Weise die Rekonvaleszenzzeit nach der Geburt.

Vorsicht! Erst nach dem Erscheinen der englischen Originalausgabe dieses Buchs wurde bekannt, daß Schwangere den nebenstehend abgebildeten Weichkäse vermeiden sollten. Sein Genuß kann zur sogenannten Listeriose führen, einer entzündlichen Erkrankung von Rachen, Darm und Haut.

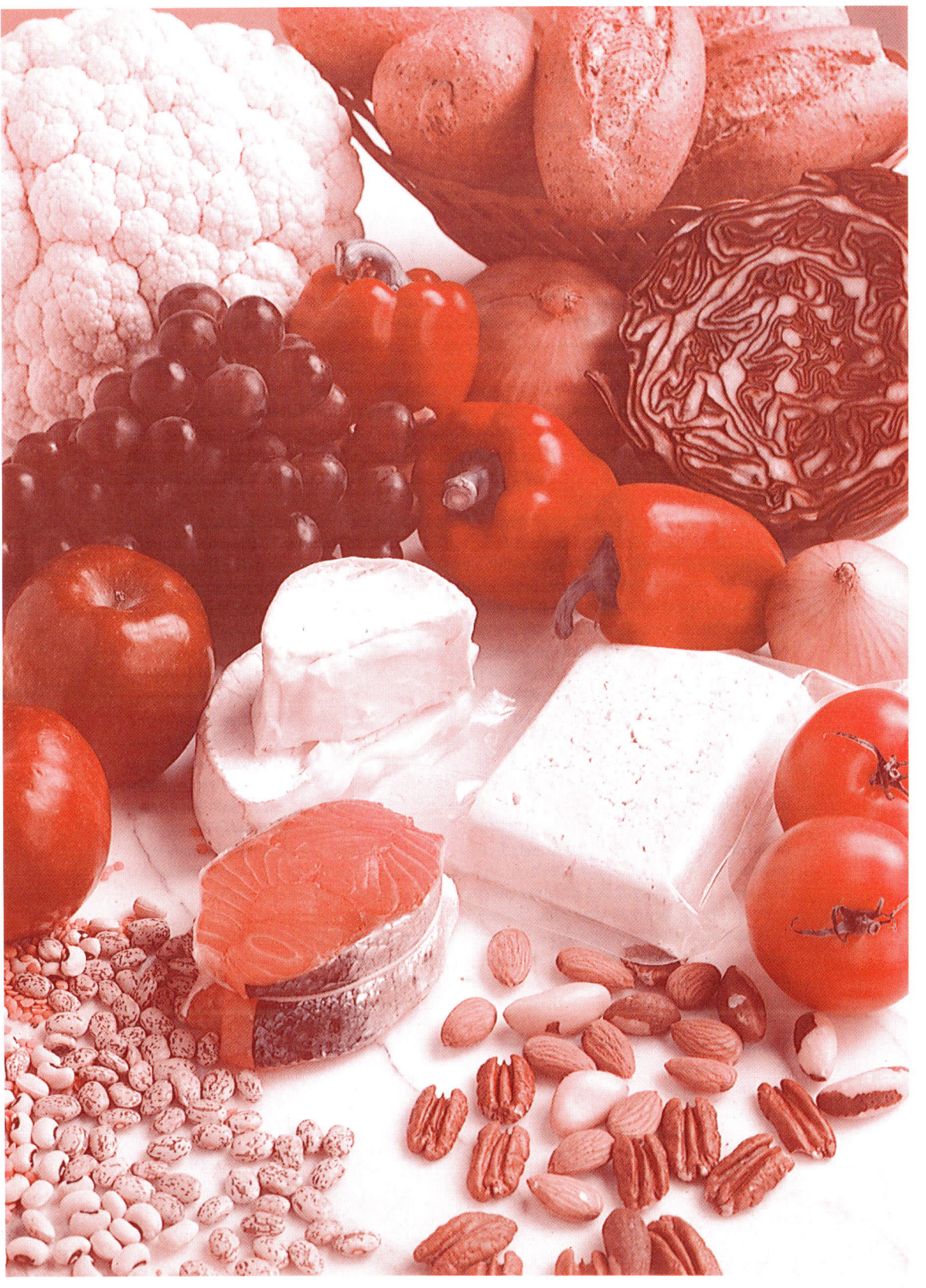

Wählen Sie frische, gesunde Vollwertnahrungsmittel

Es fällt Ihnen sicher nicht schwer, sich richtig zu ernähren, um gesund zu bleiben und die Entwicklung Ihres Kindes zu fördern. Voraussetzung dafür ist allerdings, um es noch einmal zu betonen, daß Sie für eine abwechslungsreiche Kost sorgen.

Setzen Sie täglich frisches Obst, Gemüse und Salate auf Ihren Speiseplan, und geben Sie frischem Fleisch oder Fisch den Vorzug vor konservierten oder tiefgefrorenen Produkten, weil viele Konservierungsverfahren – beispielsweise Tiefgefrieren oder Abfüllung in Dosen – Nährstoffverluste zur Folge haben. Suchen Sie auf dem Markt nach frischgeerntetem Obst und Gemüse aus heimischem Anbau, da die Vitalstoffe auch durch lange Lagerung verlorengehen können. Es ist auch wichtig, die Produktetiketten sorgfältig zu lesen und solche Lebensmittel zu meiden, die Aromazusätze, Farbstoffe und Konservierungsmittel enthalten. Jedoch haben auch manche industriell verfeinerte Vollwertprodukte einen hohen Nährstoffgehalt und weisen keinerlei chemische Zusätze auf. Haltbar gemachte Sojaerzeugnisse, wie beispielsweise Tofu, Tempeh, Miso und Tamari, sind reich an Proteinen, Eisen, Kalzium und den Vitaminen des B-Komplexes. Hefeextrakt, kaltgepreßte Öle, Honig, verschiedene Frischkäsesorten und Erdnußbutter gehören ebenfalls zu den industriell verfeinerten Lebensmitteln mit hohem biologischen Nährwert.

Der große Nachteil industriell veredelter Nahrungsmittel besteht darin, daß durch die Veredelungsverfahren bestimmte Grundbestandteile der Nahrung entfernt beziehungsweise zerstört werden und so lebenswichtige Vital- und natürliche Ballaststoffe verlorengehen. Sie nehmen dann nur noch ein Produkt mit verringertem Nährstoffwert zu sich, das überdies noch schwerer verdaulich ist, da das Fasermaterial fehlt, das den Verdauungs- und Ausscheidungsprozeß unterstützt. Um den Anteil der Vollwerterzeugnisse in Ihrer Kost zu erhöhen, sollten Sie also Vollkornbrot und ungeschälten, dunkleren statt weißen Reis kaufen. Auch Obst und Gemüse aus biologischem Anbau können Sie ungeschält essen; wurden jedoch Pflanzenschutzmittel gespritzt, sollten Sie die Schale oder Haut entfernen oder zumindest die Oberfläche gründlich abbürsten.

Viele Bohnen- und Getreidesprossensorten sind außerordentlich nährstoffreich. Sie enthalten Proteine, Fette, Kohlenhydrate, Ballaststoffe, Vitamine, Mineralstoffe und Spurenelemente. Wenn Sie die Sprossen selbst ziehen und sofort nach dem Keimen verzehren, werden die »lebenden« Nährstoffe besonders leicht vom Körper assimiliert. Die rohen Sprossen eignen sich hervorragend als Beigabe zum Salat, als Brotbelag oder kurz in Suppen und würzigen Gerichten mitgegart.

Wenn Sie Fleisch kaufen und zubereiten, sollten Sie auch Leber, Nieren, Hirn, Zunge und Knochen verwenden und daraus einen nahrhaften Fleischfonds herstellen. Wenn Sie sich wegen der Schadstoffe Sorgen machen, die infolge intensiver Tierhaltung manchmal im organischen Gewebe der Tiere gespeichert sind, sollten Sie nach biologischen Produkten Ausschau halten.

Biologische Gemüse-, Obst- und Getreidesorten, die ohne chemische Dünge- oder Schädlingsbekämpfungsmittel angebaut wurden, sind heute fast überall erhältlich. Es lohnt sich auch, in Ihrer unmittelbaren Umgebung nach einem Lieferanten zu suchen. Vielleicht finden Sie in Ihrer Nähe auch eine Quelle für Eier, Geflügel und Fleisch aus Freilandhaltung, von Tieren also, die nicht mit Wachstumshormonen oder Antibiotika behandelt wurden. Sie können die zusätzlichen Ausgaben dadurch ausgleichen, daß Sie weniger Fleisch essen. Bohnen oder Getreidekörner sind ein nährstoffreicher Fleischersatz und können bei Abnahme größerer Mengen preisgünstig eingekauft werden. Wenn Sie sich keine biologischen Nahrungsmittel beschaffen können, sollten Sie frisches Obst und Gemüse – und zwar möglichst viele verschiedene Sorten – verzehren. Auf diese Weise läßt sich die mindere Nährstoffqualität von Produkten aus intensiver Landwirtschaft kompensieren.

Lebenswichtige Nährstoffe

Proteine, Fette, Kohlenhydrate, Vitamine und Mineralstoffe sind die Grundkomponenten einer gesunden Kost.

Die Proteine führen dem Körper essentielle Aminosäuren zu, deren Aufgabe darin besteht, neues Zellgewebe zu bilden und zu gewährleisten, daß Enzyme, Hormone und Antikörper ihre Funktionen wirksam erfüllen. Während der Schwangerschaft brauchen Sie mehr Proteine als gewöhnlich, deshalb sollten Sie besonders darauf achten, daß Ihr täglicher Proteinbedarf gedeckt wird. Fleisch, Fisch, Geflügel, Milchprodukte und Eier enthalten komplettes Protein (alle notwendigen essentiellen Aminosäuren), die problemlos in körpereigenes Protein umgewandelt werden können. Bohnen und Nüsse dagegen verfügen über ein begrenztes Spektrum an Aminosäuren, und daher sollten bei rein vegetarischer Nahrung zusätzlich Getreidekörner verzehrt werden, damit der Körper ausreichend mit Proteinen versorgt wird. Sojabohnen stellen die ergiebigste pflanzliche Proteinquelle dar.

Zu den wichtigsten Energieträgern gehören die Fette. Sie gewährleisten das reibungslose Zusammenwirken des gesamten Organismus und beeinflussen insbesondere das Nervensystem. Sie enthalten die fettlöslichen Vitamine A und D und werden über Fleisch, Fisch, Milchprodukte und Pflanzenöl aufgenommen.

Kohlenhydrate bestehen aus Zucker, Stärke und Ballaststoffen; sie sind vor allem in Kartoffeln, Getreide und Bohnen vorhanden.

Vitamine und Mineralstoffe sind für gesundes Wachstum und Entwicklung des Menschen unerläßlich. Roh genossene Vollwertprodukte gelten als beste Quelle dieser Vitalstoffe, weil bestimmte Vitamine in ihrer höchsten Konzentration unmittelbar unter der Haut oder Schale von Obst und Gemüse gespeichert sind und – insbesondere das wasserlösliche Vitamin C – durch Kochvorgang oder industrielle Verfeinerung leicht zerstört werden können.

Wichtige Vitamine und Mineralstoffe während der Schwangerschaft

Eisen ist ein wichtiger Bestandteil des Hämoglobins, der Trägersubstanz im Blut, die Ihr Baby mit Sauerstoff versorgt. Bis zu einem Drittel des von Ihnen aufgenommenen Eisens wird von Ihrem Kind verbraucht, um Blut zu bilden und Reserven für die Zeit nach der Geburt anzulegen. *Quellen:* Leber, Nieren, Rindfleisch, Sardinen, Eier, Trockenobst (inbesondere Feigen, Pflaumen und Aprikosen), Mandeln, Melasse, Bierhefe, Kakao, Vollkornbrot, Getreidesprossen und -körner, Rote Bete/Rüben, Brokkoli, grünes Blattgemüse und Meeresalgen. Kombinieren Sie eisenreiche Nahrungsmittel mit Vitamin C, damit das Eisen vom Körper leichter absorbiert werden kann. Verzichten Sie während oder unmittelbar nach den Mahlzeiten darauf, Tee oder Kaffee zu trinken; beide enthalten Substanzen, die eine Eisenaufnahme im Darm erschweren.

Folsäure In der Schwangerschaft brauchen Sie doppelt soviel Folsäure als sonst, damit der Körper das zugeführte Eisen verarbeiten kann. Sie ist wichtig für die Entwicklung des Nervensystems Ihres Kindes. *Quellen:* Blattgemüse, Bierhefe, Wurzelgemüse, Getreidekörner und -sprossen, Austern, Lachs, Vollmilch, Datteln, Pilze, Orangensaft und Leber.

Vitamin C Als »natürliches Antibiotikum« trägt Vitamin C dazu bei, Infektionskrankheiten zu bekämpfen und vorzubeugen. Außerdem erleichtert es die Eisenaufnahme des Körpers. *Quellen:* Zitrusfrüchte, Erdbeeren, schwarze Johannisbeeren, Himbeeren, Wassermelonen, Kiwi, Brokkoli, Rosenkohl, Kartoffeln und verschiedene Kohlsorten.

Zink Das Spurenelement fördert das Zellwachstum und Heilungsprozesse und kann Übelkeit vorbeugen. *Quellen:* Rindfleisch, Leber, Austern, Meeresfrüchte, Nüsse, Karotten, Mais, Tomaten, Bananen, Bierhefe, Getreidesprossen und -körner.

Kalzium gilt als ein natürliches Beruhigungsmittel. Es gewährleistet ein reibungsloses Zusammenspiel von Nerven und Muskeln und ist für den Aufbau von Knochen und Zähnen wichtig. *Quellen:* Milchprodukte, Lachs, Sardinen, Sojabohnen, Bierhefe, Sesamkerne, Mandeln, Getreidesprossen und -körner, Meeresalgen, Grünkohl und andere Kohlsorten.

Vitamin B-Komplex Die Vitamine der B-Gruppe übernehmen lebenswichtige Funktionen im Körper. *Quellen:* Hefe, Eier, Fleisch aus biologischer Haltung, Sojabohnen, Fisch, Weizenkeime, Avocados, Nüsse und Sonnenblumenkerne.

Eine ausgewogene und abwechslungsreiche Mischkost

Während der Schwangerschaft sollte sich Ihre tägliche Nahrung folgendermaßen zusammensetzen: etwa 40 Prozent Getreideprodukte, 25 Prozent Gemüse, 30 Prozent Proteine und fünf Prozent frisches und Trockenobst. Für eine ausgewogene Mischkost können Sie die von Ihnen bevorzugten Nahrungsmittel aus den nachfolgend beschriebenen vier Basisgruppen bei der Zubereitung Ihrer täglichen Mahlzeiten abwechslungsreich kombinieren. Die Mengenangaben dienen als Orientierungshilfe. Die einzelnen Portionen sollten zwischen 85 und 170 Gramm betragen.

Proteinreiche Nahrung

Fleisch, Fisch, Geflügel, Eier, Bohnen, Erbsen, Linsen, Nüsse und Kerne zählen zu den besten Proteinlieferanten. Alle Fleischsorten, vor allem jedoch diejenigen aus biologischer Tierhaltung, weisen einen hohen Eiweißgehalt auf. Auch Vitamine und Mineralstoffe sind im Fleisch in hoher Konzentration vorhanden; Eier wiederum stellen eine besonders ausgewogene Proteinquelle dar. Da Fisch sowohl Proteine als auch ungesättigte Fettsäuren enthält, sollten Sie die breite Palette des Fischangebots nutzen, einschließlich der weißen und der eher fetten, braunen Sorten. Pflanzliches Protein ist in Linsen, schwarzen Bohnen, Kichererbsen, Sojabohnen, Haricot-Bohnen, Lima- und Mungobohnen enthalten. Sojabohnen sind die beste (und einzige) Quelle, die pflanzliches Protein komplett liefert; die anderen Bohnensorten müssen in Kombination mit Getreidekörnern aufgenommen werden (siehe Seite 25), damit der Proteinbedarf des menschlichen Organismus gedeckt wird. Ergänzen Sie Ihre Kost darüber hinaus mit Mandeln, Paranüssen, Haselnüssen, Walnüssen, Cashewnüssen, Erdnüssen und leicht angerösteten Sonnenblumen-, Sesam- oder Kürbiskernen.

Getreideprodukte

Diese Nahrungsmittel enthalten große Mengen komplexer Kohlenhydrate, die für den Energiestatus unseres Körpers wichtig sind. Darüber hinaus sind sie reich an Proteinen, Ballaststoffen, unentbehrlichen Mineralsalzen und Vitaminen. Sie können

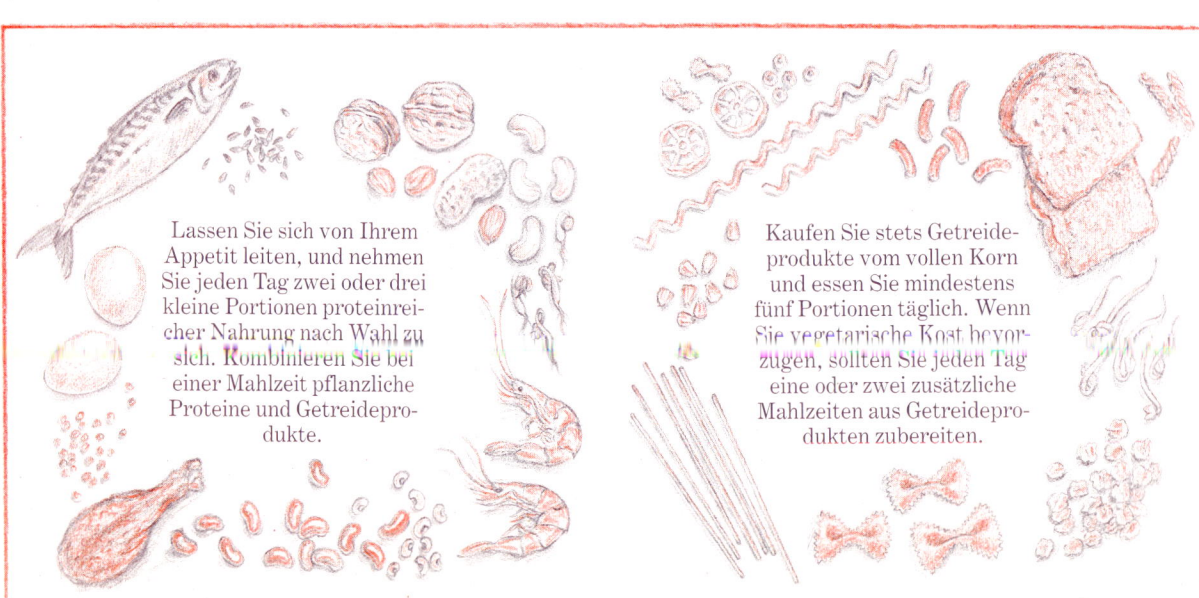

Lassen Sie sich von Ihrem Appetit leiten, und nehmen Sie jeden Tag zwei oder drei kleine Portionen proteinreicher Nahrung nach Wahl zu sich. Kombinieren Sie bei einer Mahlzeit pflanzliche Proteine und Getreideprodukte.

Kaufen Sie stets Getreideprodukte vom vollen Korn und essen Sie mindestens fünf Portionen täglich. Wenn Sie vegetarische Kost bevorzugen, sollten Sie jeden Tag eine oder zwei zusätzliche Mahlzeiten aus Getreideprodukten zubereiten.

Getreideprodukte in Ihre Kost aufnehmen, wenn Sie Haferflocken, Müsli, Getreide-
flocken vom vollen Korn oder Vollkornbrot und Vollwertreis oder -nudeln essen.
Frische Getreidesprossen (siehe Seite 24) enthalten das gesamte Spektrum lebenswichtiger Nährstoffe und dürfen täglich verzehrt werden.

Obst und Gemüse

Sie sollten versuchen, jede Woche eine bunte Vielfalt von Obst- und Gemüsesorten
auf den Tisch zu bringen, um zu gewährleisten, daß Sie die verschiedenen Mineralstoffe, Vitamine, Öle und Ballaststoffe erhalten, die Ihr Körper benötigt. Essen Sie
das Gemüse so oft es geht ungeschält. Auch wenn Sie es leicht dämpfen, schmoren
oder überbacken, können Sie seinen Nährwert weitestgehend erhalten. Besonders
ist während der Schwangerschaft grünes Blattgemüse zu empfehlen, da es sowohl
Eisen als auch Folsäure enthält. Ergänzen Sie Ihre Kost durch nährstoffreiche
Meeresalgen und essen Sie jeden Tag einen frisch zubereiteten Rohkostsalat.

   Obst enthält nicht nur viele Vitamine und Mineralstoffe, vor allem Vitamin C,
sondern auch Kohlenhydrate in Form von Fruchtzucker und Faserstoffen. Um den
Vitamingehalt zu bewahren, sollten Sie das Obst roh verzehren und durch Kauf
jahreszeitlich typischer Sorten für Abwechslung sorgen, da die höchste Vitaminkon-
zentration bei frisch geernteten Früchten zu finden ist. Manche Trockenobstsorten
sind zwar besonders reich an Eisen, aber sie weisen auch einen hohen Zuckergehalt
auf; deshalb empfiehlt es sich, sie in Maßen zu verzehren. Olivenöl, Nüsse und Kerne
stellen eine ausgezeichnete Quelle für mehrfach ungesättigte Fettsäuren dar. Bei
dem teureren, kaltgepreßten Öl, das ohne Erhitzung oder zusätzliche chemische
Substanzen hergestellt wurde, ist dieser Fettsäuregehalt noch höher.

Molkereiprodukte und ihre Alternativen

Zu den Molkereiprodukten zählen Milch, naturbelassener Joghurt aus lebenden
Kulturen, Käse, Butter und Rahm. Sie enthalten sämtliche vom Körper benötigten
Proteine und Fette und darüber hinaus das sehr wichtige Vitamin B$_{12}$.

   Milch ist reich an Kalzium. Für jene, die keine Molkereiprodukte mögen oder
allergisch auf Milcheiweiß reagieren, gibt es Alternativen aus pflanzlichen Quellen.
Kuhmilch kann durch Sojamilch, und Käse durch Sojabohnenprodukte wie Tofu und
Tempeh ersetzt werden. Sesamkernpaste weist eine hohe Kalziumkonzentration auf.

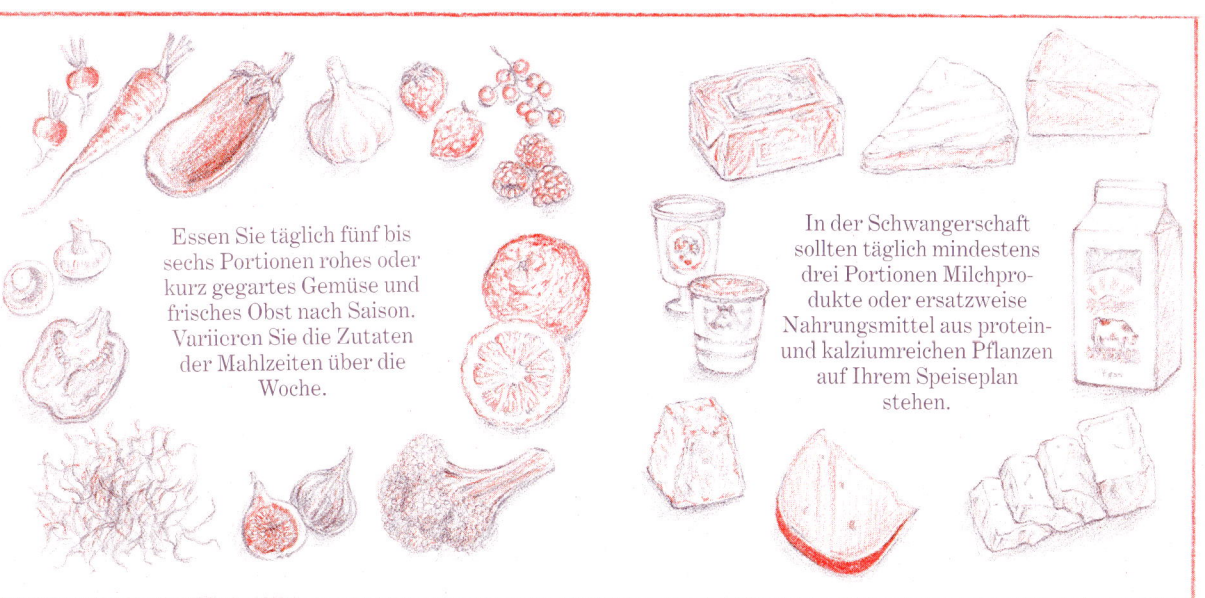

Essen Sie täglich fünf bis sechs Portionen rohes oder kurz gegartes Gemüse und frisches Obst nach Saison. Variieren Sie die Zutaten der Mahlzeiten über die Woche.

In der Schwangerschaft sollten täglich mindestens drei Portionen Milchpro-dukte oder ersatzweise Nahrungsmittel aus protein- und kalziumreichen Pflanzen auf Ihrem Speiseplan stehen.

Richtlinien für Vegetarier

Wenn Sie pflanzliche Nahrung bevorzugen oder streng vegetarisch leben, können Sie viele der Empfehlungen auf den vorangegangenen Seiten befolgen. Milchprodukte, Eier und Honig sind in einer lakto-vegetarischen Kost wertvolle Proteinlieferanten. Falls Sie jedoch eine streng vegetarische Lebensweise führen und auf tierische Nahrung in jeglicher Form verzichten, sollten Sie dafür sorgen, daß Sie genügend pflanzliches Protein erhalten. Achten Sie darauf, daß Sie jeder Mahlzeit nach Wahl Nahrungsmittel aus der Getreide-Gruppe zufügen, da Sie auf diese Weise die Absorption des pflanzlichen Proteins unterstützen. Essen Sie beispielsweise Bohnen mit Reis oder Nudeln oder Erdnußbutter auf Vollkornbrot. Es gilt grundsätzlich darauf zu achten, daß Sie bei jeder Mahlzeit Proteine aus mehr als einer Quelle zu sich nehmen.

 Sojamilch und andere Erzeugnisse auf Sojabasis sind ein hervorragender Ersatz für Molkereiprodukte. Verfeinern Sie beispielsweise Salatdressings, Saucen und Kuchen mit der kalziumreichen Sesamkernpaste, oder mischen Sie die Paste unter braunen Reis, der damit einen wundervollen Nußgeschmack erhält.

Essen Sie jede Woche verschiedene frische Gemüse- und Obstsorten. Trockenfrüchte, vor allem solche, die Eisen enthalten, sind zwar gesund, aber Sie sollten sie in Maßen verzehren, weil sie einen hohen Zuckergehalt aufweisen. Frische Getreide- und Bohnensprossen haben ebenfalls einen hohen Nährwert und dürfen täglich verzehrt werden. Hefeextrakt ist reich an Vitamin B und kann als Speisewürze oder zur Verfeinerung von Saucen verwendet werden. Bierhefe und Zuckerrübensirup versorgen den Körper mit Eisen und anderen Mineralstoffen. Setzen Sie jeden Tag Vitamin-C-haltige Nahrungsmittel auf Ihren Speiseplan. Wenn Sie streng vegetarisch leben, ist es ratsam, während der Schwangerschaft zusätzlich ein Vitamin-B_{12}-Präparat zu nehmen.

Meeresalgen gehören zu den qualitativ hochwertigen Quellen für Proteine, Mineralstoffe und Spurenelemente. Sie enthalten insbesondere Jod, Kalzium, Kalium, Eisen sowie verschiedene Vitamine. Produkte wie Agar Agar (Pflanzengelatine), Carrageen (Klär- und Nährmittel aus Rotalgen und Irischem Moos), Speiserotalgen, Hizikmi, Kombu, Nori und Wakame sind in Reformhäusern erhältlich. Sie können mit den Meeresalgen auch Suppen anreichern oder sie kleingehackt über verschiedene Gerichte streuen.

Vorsicht! Meeresalgen haben einen hohen Natriumgehalt und sollten daher bei Bluthochdruck gemieden werden.

Nahrhafte Getränke

Trinken Sie während der Schwangerschaft nur, wenn Sie Durst haben, wobei in Flaschen abgefülltes stilles Mineral- oder Quellwasser besser ist als Leitungswasser. Verzichten Sie auf Sprudel und kohlensäurehaltige Limonaden und brühen Sie sich einen milden Kräutertee statt Kaffee oder Schwarztee auf (siehe Seite 00). Auch Löwenzahnwurzel- und Malzkaffee sind zu empfehlen. Alkohol sollten Sie am besten meiden, obwohl es nicht schadet, wenn Sie gelegentlich ein Glas Wein trinken.

Frische Obst- und Gemüsesäfte haben einen hohen Nährwert. Am besten schmekken sie, wenn sie unmittelbar nach der Zubereitung getrunken werden. Trinken Sie jedoch nicht mehr als ein halbes Glas täglich, da sie stark konzentriert sind. Äpfel, Orangen, Pfirsiche, Rote Bete/Rüben, Karotten, Sellerie, Kürbis, Huflattich, Petersilie, Kohl, Spinat und Brunnenkresse eignen sich hervorragend zum Entsaften. Milch oder Joghurt schmecken köstlich, wenn Sie diese mit den verschiedensten Obstsorten mischen.

Was Sie vermeiden sollten

○ Veredelte und industriell aufbereitete Nahrungsmittel, vor allem solche mit hohem Zuckergehalt
○ Stark gewürzte und fette Speisen
○ Lebensmittelzusätze, insbesondere Natriumnitrat und -nitrit, außerdem Geschmacksverstärker wie Glutamat
○ Übermäßige Mengen rotes Fleisch, weil es den Bluthochdruck begünstigen soll
○ Rohes Fleisch und Kontakt mit den Essensresten von Katzen, da beide möglicherweise Quellen für die Infektionskrankheit Toxoplasmose sind
○ Stimulanzien wie Tee und Kaffee, Kakao und Cola-Getränke, die allesamt Koffein enthalten
○ Beruhigungsmittel, Aspirin, Alkohol und Zigaretten

Gesunde Eßgewohnheiten

Auf den vorhergehenden Seiten haben Sie Richtlinien für eine ausgewogene Mischkost mit hohem Nährwert gefunden. Wichtig ist jedoch auch, die Nahrungsmengen Ihrem Bedarf anzupassen – beispielsweise mehr zu essen, wenn Sie Zwillinge erwarten oder ein sehr aktives Leben führen. In jedem Fall werden Sie den Anteil der Fette und Kohlenhydrate in Ihrer Kost während der Schwangerschaft leicht erhöhen müssen. Außerdem sollten Sie statt drei üppiger Mahlzeiten am Tag öfter kleine Portionen essen. Eine übermäßige Gewichtszunahme (siehe Seite 83) ist wenig wahrscheinlich, wenn Sie hauptsächlich Vollwertprodukte und viel frisches Gemüse, Obst und proteinreiche Nahrung zu sich nehmen. Regelmäßige Gymnastik (siehe Seite 30–43) trägt ebenfalls dazu bei, daß der Körper die zugeführte Nahrung gut verarbeitet, anstatt sie in Form überflüssiger Pfunde zu speichern.

Wenn Sie Gelüste auf Produkte haben, die raffinierten Zucker enthalten, dann sollten Sie versuchen, sie mit einem biologisch hochwertigeren Ersatz zu befriedigen. Nüsse und Rosinen – in Maßen genossen – oder knackig-frische Gemüse sind ein gesunder, hungerstillender Imbiß zwischen den Mahlzeiten.

Sparen Sie mit Salz, aber bereiten Sie Ihre Gerichte nicht völlig salzlos zu. Wenn möglich, sollten Sie reines Meersalz aus dem Reformhaus verwenden. Sojasauce, Tamari und Streuwürze aus Pflanzenextrakten enthalten ebenfalls einen kleinen Anteil Meersalz und dürfen ohne weiteres zum Abschmecken der Speisen benutzt werden.

Nehmen Sie sich Zeit für die Planung und Zubereitung Ihrer Mahlzeiten. Wählen Sie die Nahrungsmittel sorgfältig aus und sorgen Sie für eine abwechslungsreiche Kost. Die Vielfalt der Farben und Sorten ist nicht nur appetitanregend, sondern gewährleistet auch ein ausgewogenes Verhältnis der zugeführten Vitalstoffe. Sie können Gemüse und Fisch dämpfen, rührbraten (kurzes Anbraten in der Pfanne ohne Fett) oder ausbacken, um ihren Nährwert so weit wie möglich zu erhalten. Nehmen Sie Ihre Mahlzeiten in einer gemütlichen, ruhigen und optisch ansprechenden Umgebung ein, vorzugsweise an einem von Pflanzen umgebenen Eßplatz oder draußen an der frischen Luft. Setzen Sie sich beim Essen hin und lassen Sie sich Zeit. Kauen Sie jeden Bissen gut durch, und denken Sie daran: Alles, was Sie zu sich nehmen, ißt Ihr Baby mit.

Kapitel 3

YOGA UND GYMNASTIK

Eine optimale Körperkondition fördert eine gesunde Schwangerschaft und erhöht die Wahrscheinlichkeit einer natürlichen, aktiven Geburt und schnellen Rekonvaleszenz. In vielen Eingeborenenkulturen leben die Frauen noch heute in Harmonie mit der Natur. Sie achten darauf, daß ihr Körper geschmeidig, stark und gesund bleibt. Auf diese Weise bereiten sie sich ganz natürlich auf Geburt und Mutterschaft vor. Die meisten von uns müssen jedoch lernen, ihren Körper so zu benutzen, wie von der Natur vorgesehen, und die richtige Durchführung von Körperübungen kann maßgeblich dazu beitragen und den entscheidenden Unterschied bewirken.

Während der neun Monate Schwangerschaft verändert sich Ihr Körper stetig. Die verstärkten Hormonausschüttungen haben zur Folge, daß die Bänder, welche die Gelenke miteinander verbinden, elastischer und weicher werden. Auf diese Weise bereitet sich das gesamte Knochengerüst durch größere Dehnbarkeit und Elastizität auf die Geburt vor. Das Volumen der Körperflüssigkeiten nimmt generell zu, so daß Ihr Herz mehr leisten muß, um den vermehrten Blutstrom durch den Körper zu pumpen, so daß er nicht nur die Plazenta, sondern auch Ihre anderen lebenswichtigen Organe erreicht. Auch Ihren Nieren wird mehr Arbeit abverlangt, weil sie die Abfallstoffe für Sie und Ihr Baby filtern und ausscheiden müssen. Dazu kommt, daß sich der Verdauungsvorgang in Ihrem Körper aufgrund der hormonbedingten Nachgiebigkeit der Muskeln des Verdauungstrakts verlangsamt.

Die größere Geschmeidigkeit hat den Vorteil, daß Ihr Körper in dieser Zeit besser auf Yoga und Gymnastik anspricht als gewöhnlich, und Sie somit eine einzigartige Gelegenheit haben, Ihre körperliche und geistige Elastizität zu erhöhen. Wenn Sie die grundlegenden, im folgenden empfohlenen Yogaübungen in Kombination mit Tiefenatmung (siehe Seite 18) praktizieren, können Sie sämtliche lebenswichtige Körperfunktionen – einschließlich der Zirkulation der Körperflüssigkeiten, Entschlackung und Atmung – sowie Ihren allgemeinen Gesundheitszustand und Energiehaushalt verbessern. Regelmäßige Gymnastik nach den in diesem Buch gegebenen Anleitungen trägt dazu bei, Streß vorzubeugen, chronische Verspannungen abzubauen und Ihre Wirbelsäule zu schützen, so daß sich Ihr Körper mühelos auf die Schwangerschaft einstellen kann. Wenn Sie schrittweise spüren, wie Sie elastischer und freier in der Bewegung werden, machen Sie sich auch in zunehmendem Maß mit den natürlichen Positionen und Vorgängen während der Entbindung vertraut. Gleichzeitig wächst Ihr Vertrauen in Ihre Fähigkeit, die schmerzvollen Wehen zu ertragen. Wenn die Stunde der Geburt gekommen ist, werden Sie instinktiv wissen, wie Sie Ihren Körper gebrauchen müssen. Sie können ihn besser dem Fluß Ihrer Gebärmutterkontraktionen überlassen und auch sich selbst gestatten, loszulassen.

Die täglichen Übungen bewirken, daß Sie Ruhe und Ihre innere Mitte finden. Sie verstärken Ihre Fähigkeit, das Baby bewußt wahrzunehmen, vermitteln Ihnen Stille, inneren Frieden und das Gefühl, eins zu sein mit sich selbst und Ihrer schöpferischen Energie.

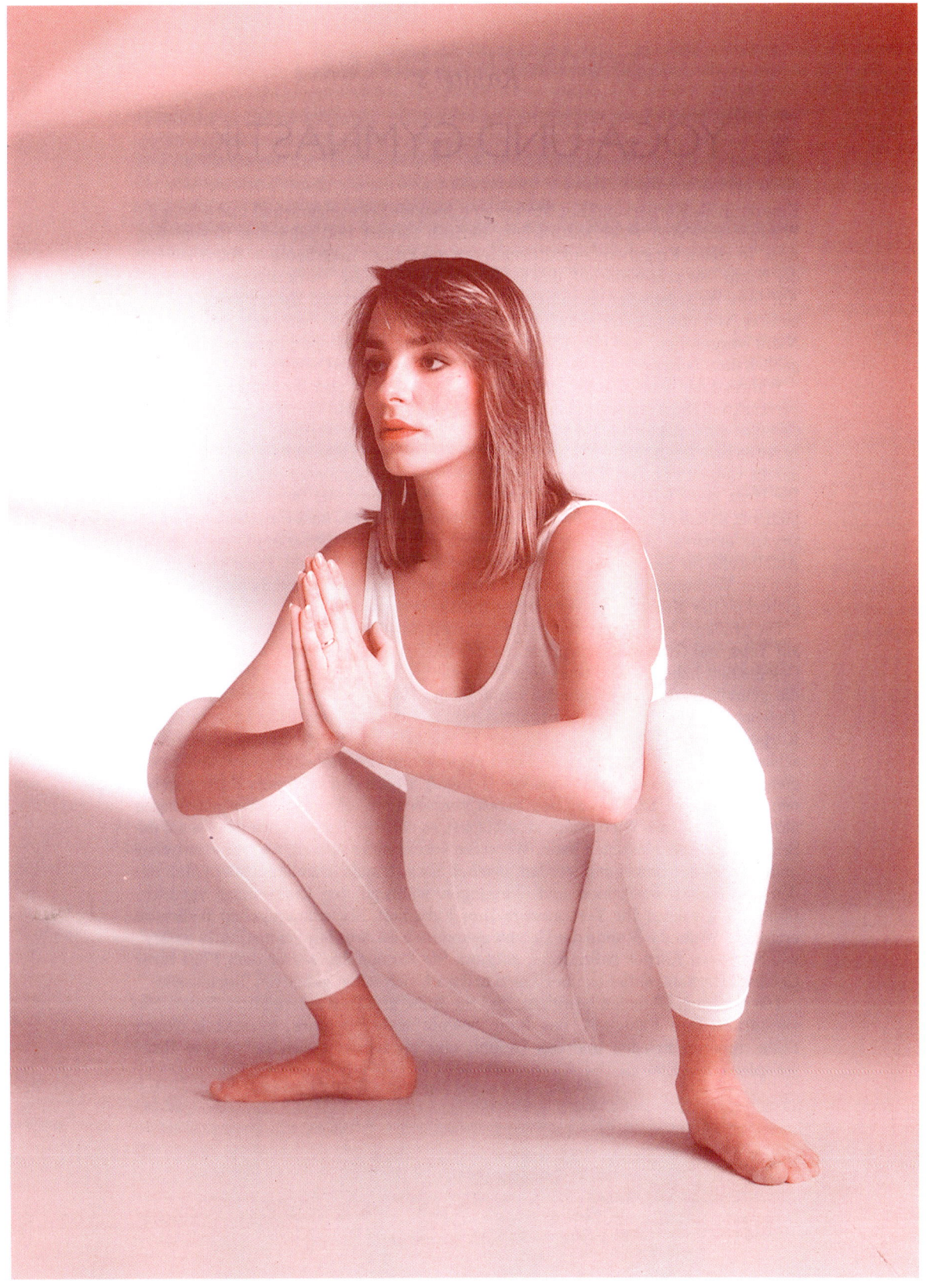

Nehmen Sie eine aufrechte Haltung ein. Die Füße stehen parallel und in einem Abstand von etwa 30 Zentimetern, Knie dabei nicht durchdrücken. Atmen Sie ein paarmal tief ein. Stellen Sie sich bei jedem Ausatmen vor, wie Ihr Atem nach unten wandert, während Ihr Gewicht auf den Fersen

zu ruhen kommt. Fühlen Sie, wie Ihr Atem durch die Fersen in den Boden hineinströmt, ähnlich den Wurzeln eines Baumes. Atmen Sie tief ein und nehmen Sie, beginnend bei den Füßen, jeden einzelnen Teil Ihres Körpers wahr.

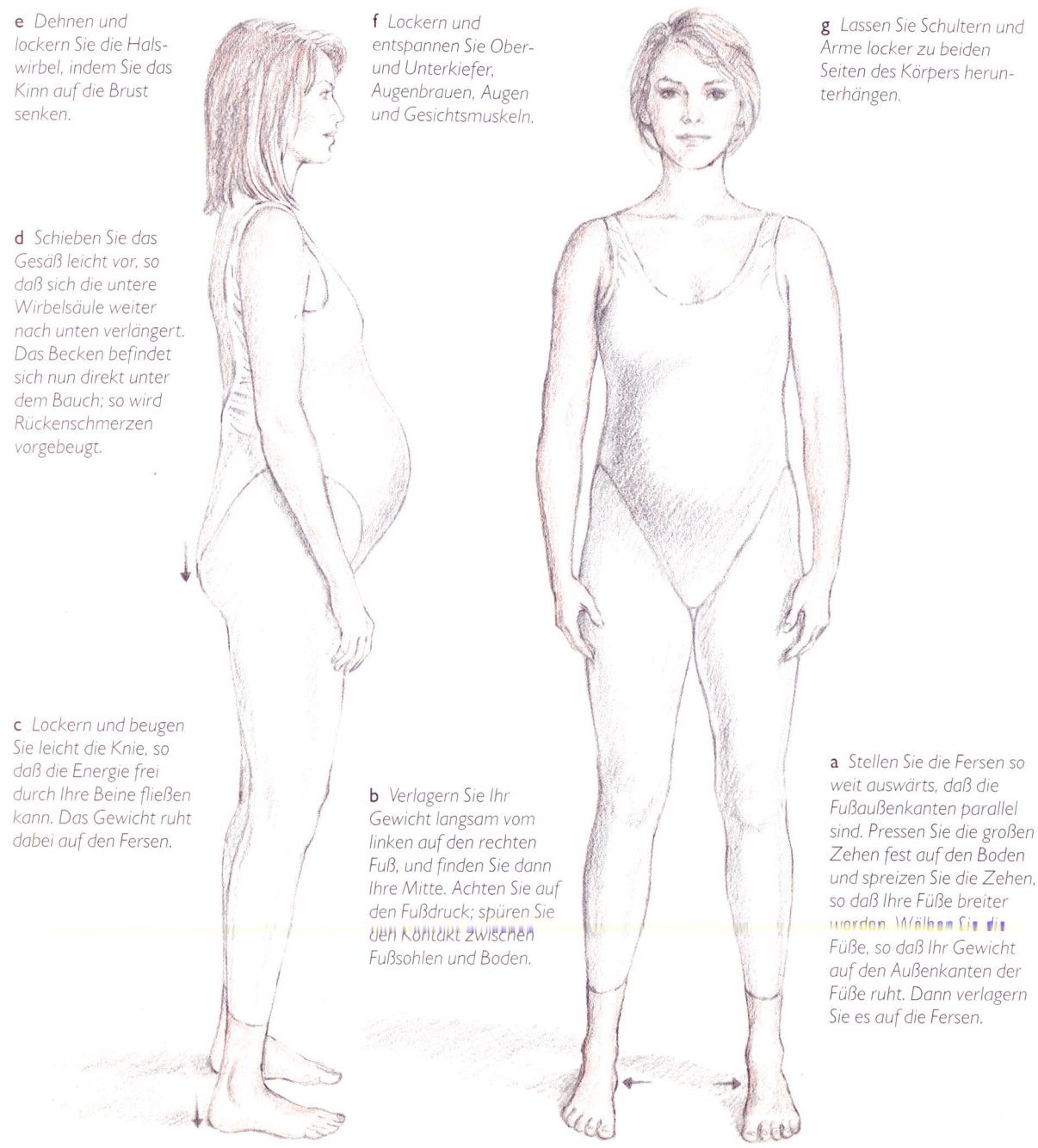

e Dehnen und lockern Sie die Halswirbel, indem Sie das Kinn auf die Brust senken.

d Schieben Sie das Gesäß leicht vor, so daß sich die untere Wirbelsäule weiter nach unten verlängert. Das Becken befindet sich nun direkt unter dem Bauch; so wird Rückenschmerzen vorgebeugt.

c Lockern und beugen Sie leicht die Knie, so daß die Energie frei durch Ihre Beine fließen kann. Das Gewicht ruht dabei auf den Fersen.

f Lockern und entspannen Sie Ober- und Unterkiefer, Augenbrauen, Augen und Gesichtsmuskeln.

b Verlagern Sie Ihr Gewicht langsam vom linken auf den rechten Fuß, und finden Sie dann Ihre Mitte. Achten Sie auf den Fußdruck; spüren Sie den Kontakt zwischen Fußsohlen und Boden.

g Lassen Sie Schultern und Arme locker zu beiden Seiten des Körpers herunterhängen.

a Stellen Sie die Fersen so weit auswärts, daß die Fußaußenkanten parallel sind. Pressen Sie die großen Zehen fest auf den Boden und spreizen Sie die Zehen, so daß Ihre Füße breiter werden. Wölben Sie die Füße, so daß Ihr Gewicht auf den Außenkanten der Füße ruht. Dann verlagern Sie es auf die Fersen.

Die Körperhaltung

Während der Schwangerschaft verändert das Gewicht des wachsenden Babys und der Gebärmutter die Haltungsdynamik Ihres Körpers, so daß die natürlichen Wirbelsäulenkrümmungen überbetont werden. Das zusätzliche Gewicht lastet vornehmlich auf dem unteren Rückenbereich und wird von den unteren Wirbeln des Rückgrats und vom Kreuzbein auf Hüften und Beine übertragen.

Wenn Sie sich bewußt machen, wie Sie Ihren Körper gebrauchen, können Sie Streß vorbeugen und die Gefahr verringern, daß Sie von Rückenschmerzen und anderen Beschwerden geplagt werden. Außerdem werden Sie so Ihr Baby eher mit Anmut tragen und sich nach der Geburt körperlich gut erholen. Wenn Sie viel stehen oder spazierengehen, sollten Sie keine hochhackigen, sondern flache Schuhe oder Sandalen tragen und auf eine parallele Fußstellung achten. Durch Auswärtsstellen der Füße werden die Gelenke zwischen Kreuz- und Steißbein im unteren Wirbelsäulenabschnitt sowie die Knie übermäßig belastet, was ziemliche Schmerzen verursachen kann. Stehen Sie mit lockeren Knien und bringen Sie Ihr Becken in die richtige Position, indem Sie den unteren Teil der Wirbelsäule und das Kreuzbein in Richtung auf die Fersen dehnen und das Steißbein leicht vorschieben. Damit plazieren Sie das Becken direkt unter dem Bauch und sorgen für eine gerade Körperlinie, so daß der Unterleib gut gestützt ist. Vermeiden Sie es, ein Hohlkreuz zu machen; damit würde sich Ihr Bauch zu weit vorschieben und die Bauchmuskeln sowie den unteren Abschnitt der Wirbelsäule zu sehr belasten. Beim Sitzen sollten Sie vermeiden, die Beine übereinanderzuschlagen. Dehnen Sie Ihr Rückgrat, indem Sie den unteren Wirbelsäulenbereich abwärts verlängern.

Stehen Sie einige Minuten in der Position, die auf der gegenüberliegenden Seite abgebildet ist. Gehen Sie dann ein paar Meter mit parallel gestellten Füßen und lockeren Knien hin und her. Bald werden Sie feststellen, daß zwischen Ihrem Körper und der Schwerkraft Harmonie entsteht, und Ihre Haltung wird zu einem natürlichen Gleichgewicht finden.

Wenn Sie einen Gegenstand vom Boden aufheben oder ein Kind auf den Arm nehmen wollen, sollten Sie in die Knie gehen (siehe rechts), statt sich hinunterzubeugen. Stehen Sie langsam auf, um den unteren Wirbelsäulenbereich nicht zu überlasten.

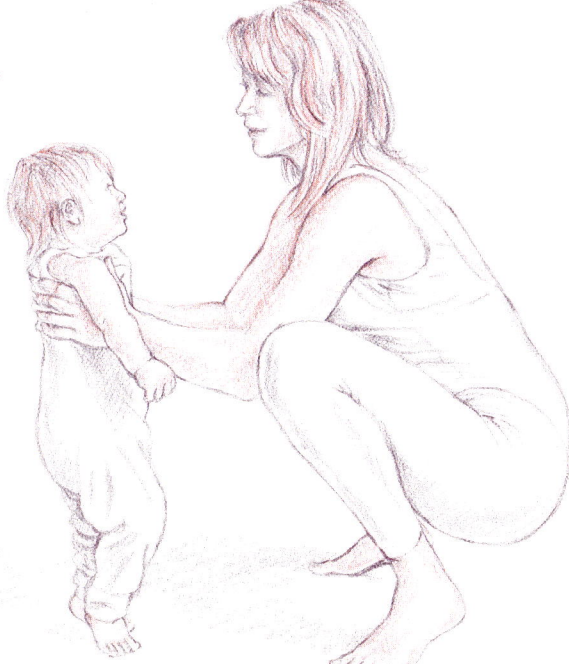

Ihr tägliches Übungsprogramm

Bei den Übungen, die auf den folgenden Seiten beschrieben werden, handelt es sich um klassische Yogapositionen in abgewandelter Form. Sie sind gerade während der Schwangerschaft ideal, weil sie sowohl entspannend als auch nicht belastend sind. Manche Übungen sollen besondere Muskelgruppen stärken, während andere das Becken geschmeidiger machen und dehnen. Mit Yoga findet Ihr Körper zu einer natürlichen Harmonie mit der Energie der Erde. Dieses sogenannte »Erden« ist der Schlüssel zu einer natürlichen, aktiven Geburt. Es gestattet Ihrem Körper, in Einklang mit der Schwerkraft zu kommen, so daß Sie beim Atmen alle Verspannungen lösen können. Dies ist eine ideale Vorbereitung für den Bewegungsablauf und die spontane Atmung in den Wehenphasen.

Zusätzlich zu diesem Programm sind auch regelmäßige leichte Sportarten wichtig, wie beispielsweise Spaziergänge und Schwimmen, die Herz-/Kreislauf- und Atemsystem stimulieren. Wenn Sie jeden Tag nur eine Stunde spazierengehen, erhöht sich Ihr Energiepegel, Ihr gesunder Schlaf wird gefördert, und außerdem trägt dies dazu bei, Ihr Baby in die richtige Geburtslage zu bringen. Es kommt Ihrer Gesundheit sehr zugute, wenn Sie jeden Tag oder wenigstens mehrmals in der Woche Brust oder Rücken schwimmen. Der Wasserauftrieb vermittelt Ihnen nicht nur ein herrliches Gefühl der Leichtigkeit, sondern trägt auch Ihr Gewicht, so daß Sie Ihren Körper mit weitaus geringerer Anstrengung trainieren können. Bei den Yogaübungen ist die Unterstützung durch die Schwerkraft wichtig, aber vielleicht macht es Ihnen auch Spaß, mit einigen Yogapositionen im Wasser zu experimentieren. Sie dürfen sich dabei auch abstützen, indem Sie sich an der Treppe des Schwimmbeckens festhalten, am Rand des flachen Bereichs bleiben oder ins Kinderbecken gehen.

Versuchen Sie, jeden Tag eine Stunde lang Ihre Atem- und Gymnastikübungen zu machen. Wählen Sie dazu eine Zeit aus, in der Sie aller Voraussicht nach nicht gestört werden. Falls es Ihnen nicht möglich ist, die Übungen täglich zu praktizieren, sollten Sie sie zumindest so oft es nur geht durchführen. Suchen Sie sich einen passenden Übungsplatz mit einer Wand, vor der keine Möbel stehen, und mit Teppichboden. Gibt es keinen Teppich, können Sie statt dessen auch einige dicke Decken als Unterlage verwenden. Schaffen Sie eine angenehme Atmosphäre mit Hilfe von bunten Kissen, Musik oder anderen Dingen, die Ihr Wohlbefinden erhöhen.

Ein warmes Bad vor den Übungen fördert die Entspannung, vor allem, wenn Sie die Gymnastik auf die frühen Morgenstunden legen, in denen der Körper noch ein wenig steif und ungelenk sein kann. Nehmen Sie etwa eine Stunde vorher einen kleinen Imbiß zu sich, aber üben Sie niemals mit vollem Magen. Beginnen Sie mit der Tiefenatmungsübung, die auf Seite 18 beschrieben ist; danach kommen die Körperübungen an die Reihe. Lassen Sie sich Zeit und halten Sie jede Position nur so lange, wie sie als angenehm empfunden wird. Anfangs werden Sie sicher spüren, daß Ihr Körper noch ziemlich verspannt ist; das vergeht jedoch nach und nach, wenn Sie lernen, die Körperspannung durch die Atmung zu lösen und die Bewegungen müheloser auszuführen. Wenn Sie Lust haben, können Sie auch länger in einer Position verharren. Sie sollten die Dauer jedoch schrittweise verlängern. Achten Sie darauf, daß auf jede Übungsperiode eine Phase der Ruhe und Entspannung folgt.

Achtung! Obwohl die Übungen, bei denen Sie sich vorbeugen oder auf dem Rücken liegen, gerade während der Schwangerschaft besonders vorteilhaft sind, empfinden manche Frauen dabei Schwindelgefühle. Diese werden durch die Veränderungen im Kreislauf verursacht, die bei diesen Positionen auftreten. Wenn Sie eine derartige Wirkung bei sich feststellen, sollten Sie diese spezifischen Übungen auslassen und sich auf die übrigen konzentrieren. Fühlen Sie sich zu irgendeinem Zeitpunkt der Schwangerschaft einer Ohnmacht nahe, setzen Sie sich hin und legen Sie den Kopf zwischen die Knie, oder knien Sie sich auf allen vieren auf den Boden und lassen Sie den Kopf einige Minuten nach unten hängen.

Schneidersitz

Diese Übung verbessert die Blutzirkulation im Becken, erweitert den
Beckenausgang, erhöht die Elastizität
der Gelenke und entspannt die
Beckenbodenmuskulatur. Setzen Sie
sich mit geradem Rücken auf den
Boden. Legen Sie die Fußsohlen aneinander, und ziehen Sie die Füße nahe
zum Körper. Zur Unterstützung
können Sie den unteren Teil des
Rückens gegen eine Wand lehnen.
Entspannen Sie Schultern und Nacken-
partie.

*Atmen Sie tief. Spüren Sie Ihr Becken, das
auf dem Boden ruht, und die einzelnen
Wirbel des Rückgrats. Mit jedem Ausatmen dehnen Sie den unteren Wirbelsäulenbereich abwärts, so daß sich die
Hüftgelenke entspannen und Ihre Knie
fast den Boden berühren. Sorgen Sie bei
jedem Einatmen für eine weitere Lockerung der Wirbelsäule, während Ihr
Becken geerdet bleiben sollte.*

Sitzen mit gespreizten Beinen

Diese Übung dehnt und entspannt die
innere Oberschenkelmuskulatur und
hilft das Becken zu erden. Setzen Sie
sich mit geradem Rücken auf den
Boden. Spreizen Sie die Beine so weit
wie möglich. Zur Unterstützung
können Sie den unteren Rückenbereich an eine Wand lehnen. Spüren Sie,
wie Ihr Körper Kontakt mit dem Boden
gewinnt. Atmen Sie tief, entspannen
und dehnen Sie bei jedem Ausatmen
den unteren Rückenabschnitt, Becken
und Oberschenkel zum Boden hin.

*Drücken Sie Ihre Fersen mit lockeren
Knien nach außen, um die Waden zu
dehnen. Drücken Sie die Knie so weit wie
möglich durch. Atmen Sie tief. Nacken
und Schultern sind entspannt. Während
Becken, Oberschenkel und Waden den
Boden berühren, spüren Sie die Leichtigkeit in Wirbelsäule und Oberkörper.*

Lockern des Beckens

Diese Übung löst Verspannungen in der Leistengegend, lockert Rücken- und Beckenbodenmuskulatur und weitet den Beckenausgang. Sie kann mit oder ohne Hilfe eines Partners durchgeführt werden. Knien Sie sich mit dem Gesäß auf oder zwischen den Fersen hin; die Zehen sind einwärts gerichtet. Öffnen Sie die Knie weit und dehnen Sie den unteren Rückenbereich zum Boden hin.

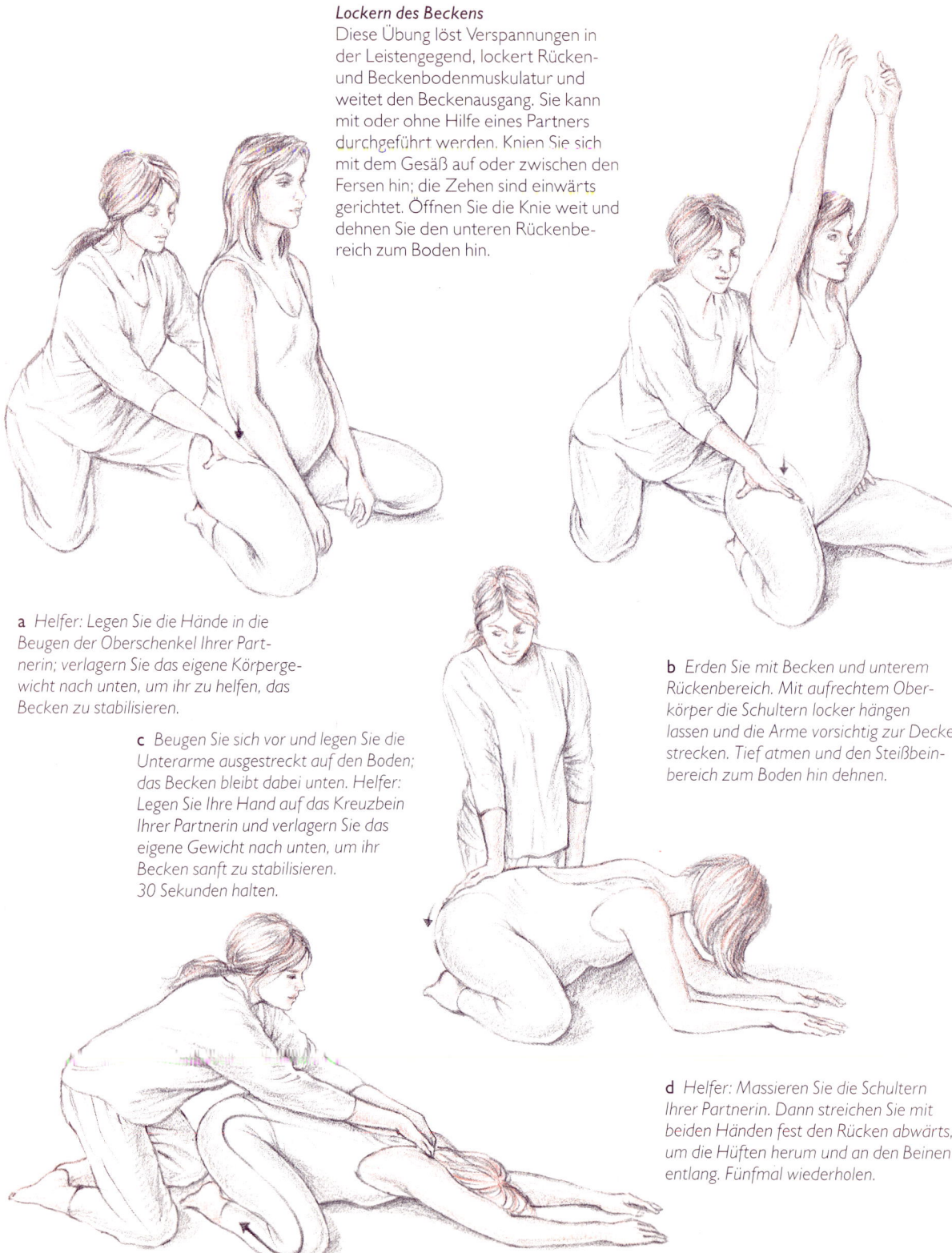

a Helfer: Legen Sie die Hände in die Beugen der Oberschenkel Ihrer Partnerin; verlagern Sie das eigene Körpergewicht nach unten, um ihr zu helfen, das Becken zu stabilisieren.

c Beugen Sie sich vor und legen Sie die Unterarme ausgestreckt auf den Boden; das Becken bleibt dabei unten. Helfer: Legen Sie Ihre Hand auf das Kreuzbein Ihrer Partnerin und verlagern Sie das eigene Gewicht nach unten, um ihr Becken sanft zu stabilisieren. 30 Sekunden halten.

b Erden Sie mit Becken und unterem Rückenbereich. Mit aufrechtem Oberkörper die Schultern locker hängen lassen und die Arme vorsichtig zur Decke strecken. Tief atmen und den Steißbeinbereich zum Boden hin dehnen.

d Helfer: Massieren Sie die Schultern Ihrer Partnerin. Dann streichen Sie mit beiden Händen fest den Rücken abwärts, um die Hüften herum und an den Beinen entlang. Fünfmal wiederholen.

Schultern dehnen

Diese Übung lockert Brustkorb und Schultern und unterstützt die Atmung. Sie hilft auch bei Sodbrennen und verbessert den Tonus der Brustmuskeln. Lassen Sie sich mit weit geöffneten Knien vor der Wand nieder; das Becken ruht auf den Fersen. Strecken Sie Ihre Arme behutsam nach oben, und legen Sie die Hände in etwa 30 Zentimeter Abstand flach an die Wand.

Lassen Sie die Schultern hängen; die Ellenbogen bleiben gerade. Schieben Sie die Hände so hoch wie möglich; dehnen Sie den unteren Rückenbereich zu den Fersen hin. Tief atmen und einige Sekunden halten. Nun den Oberkörper aufrichten und die Schultern rollen. Einige Male wiederholen.

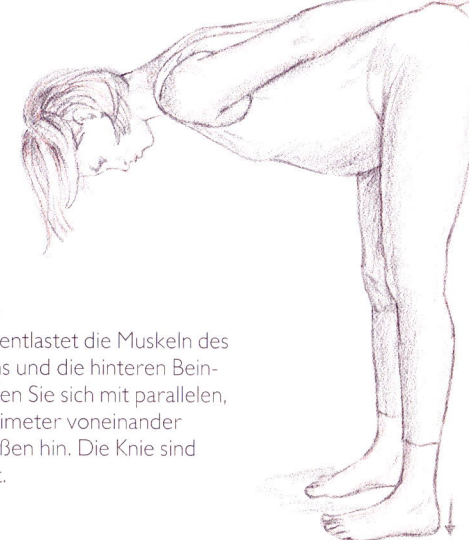

Rumpfbeugen

Diese Übung entlastet die Muskeln des Beckenbodens und die hinteren Beinmuskeln. Stellen Sie sich mit parallelen, etwa 30 Zentimeter voneinander entfernten Füßen hin. Die Knie sind leicht gebeugt.

Becken einziehen

Diese Übung entlastet den unteren Rückenbereich. Knien Sie sich auf allen vieren hin; der Abstand zwischen den Händen beträgt etwa 30 Zentimeter. Entspannen Sie den Nacken und atmen Sie tief.

Beugen Sie sich langsam aus den Hüften heraus vor. Der Rumpf bleibt gestreckt und der Nacken locker. Tief atmen. Den Atem einige Sekunden lang halten, dann langsam hochkommen.

Achtung! Beugen Sie sich nicht nach vorn, wenn Sie sich schwindlig fühlen.

a *Dehnen Sie den unteren Rückenbereich zum Boden und ziehen Sie das Becken ein, so daß die Wirbelsäule gewölbt ist und das Steißbein zu den Fersen zeigt. Einige Sekunden halten, danach lockern. Fünf- bis zehnmal wiederholen. Um den Rücken zu entlasten, mehrmals täglich durchführen.*

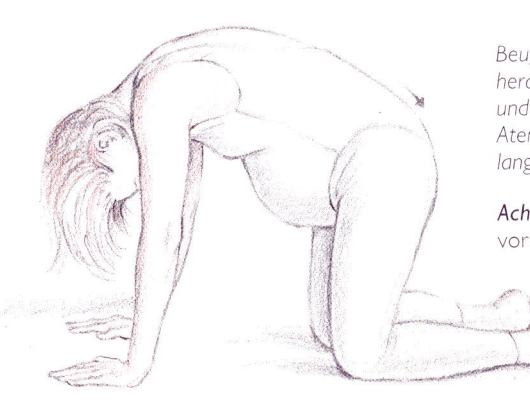

b *Atmen Sie tief und beschreiben Sie mit dem Becken im Uhrzeigersinn weite Kreise; konzentrieren Sie sich auf die lange und langsame Atmung. Die Bewegung hilft auch bei starken Wehenkontraktionen.*

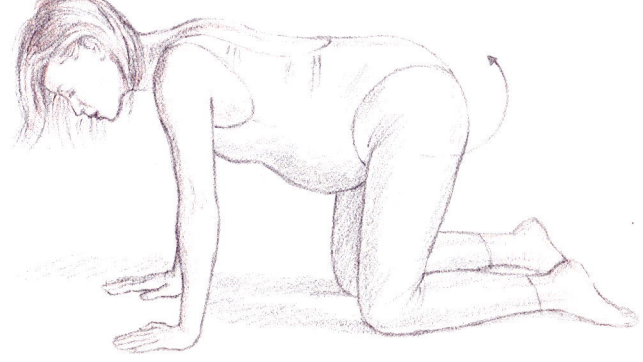

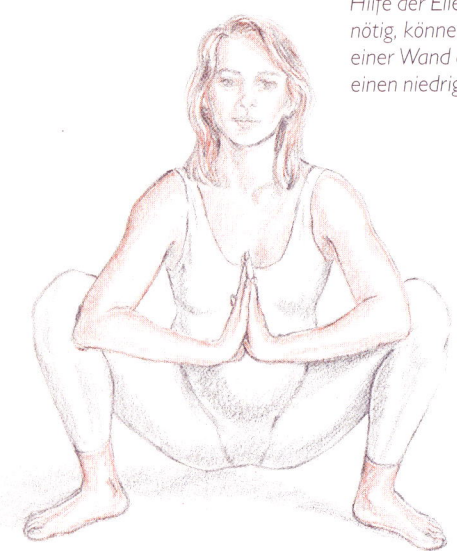

a Lassen Sie die Fersen auf dem Boden oder verlagern Sie das Gewicht von einem Fuß auf den anderen. Die Knie mit Hilfe der Ellenbogen weit spreizen. Wenn nötig, können Sie sich mit dem Rücken an einer Wand abstützen oder sich auf einen niedrigen Schemel hocken.

b Oder: Die Handgelenke des Partners umfassen, Ellenbogen gestreckt, die Fersen am Boden. Langsam in die Hocke gleiten. Position einige Sekunden halten, langsam hochkommen. Dreimal wiederholen. Helfer: Stellen Sie einen Fuß weiter vor und lehnen Sie sich zurück, um Überbeanspruchung zu vermeiden und das Gleichgewicht zu halten.

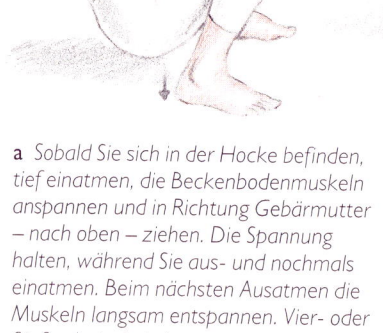

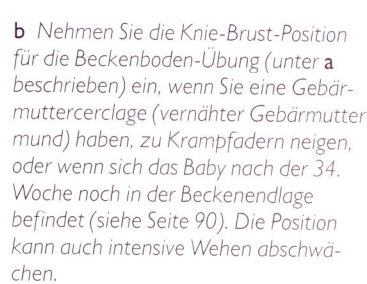

Hocke

Diese Position öffnet das Becken und ist auch eine hervorragende Geburtsstellung. Stellen Sie sich hin; der Abstand zwischen den leicht auswärts gerichteten Füßen beträgt zirka 45 Zentimeter. Beugen Sie die Knie, während Sie das Becken senken und in die Hocke gehen. Lassen Sie die Fersen möglichst am Boden.

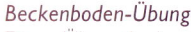

a Sobald Sie sich in der Hocke befinden, tief einatmen, die Beckenbodenmuskeln anspannen und in Richtung Gebärmutter – nach oben – ziehen. Die Spannung halten, während Sie aus- und nochmals einatmen. Beim nächsten Ausatmen die Muskeln langsam entspannen. Vier- oder fünfmal wiederholen.

b Nehmen Sie die Knie-Brust-Position für die Beckenboden-Übung (unter **a** beschrieben) ein, wenn Sie eine Gebärmuttercerclage (vernähter Gebärmuttermund) haben, zu Krampfadern neigen, oder wenn sich das Baby nach der 34. Woche noch in der Beckenendlage befindet (siehe Seite 90). Die Position kann auch intensive Wehen abschwächen.

Beckenboden-Übung

Diese Übung lockert und stärkt die Beckenbodenmuskulatur und beugt einer Gebärmuttersenkung vor. Nehmen Sie entweder Position **a** – wobei Sie auf den Zehen hocken und die Hände dem Boden aufliegen – oder Position **b** ein, wobei Sie knien und den Kopf auf die Arme legen.

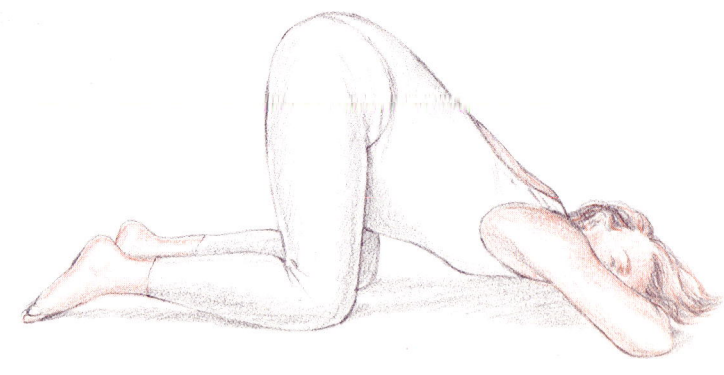

Achtung! Die restlichen Übungen werden in der Rückenlage vorgenommen, was nützlich ist, sofern Sie die Knie gebeugt halten oder anheben und nicht allzu lange in der jeweiligen Position bleiben. Bei einigen wenigen Frauen – und besonders gegen Ende der Schwangerschaft – kann der Druck der schweren Gebärmutter auf die Blutgefäße entlang der Wirbelsäule die Sauerstoffzufuhr zum Gehirn verringern und so Schwindelgefühle verursachen. Wenn Sie sich in der Rückenlage überhaupt nicht wohl fühlen, sollten Sie sich langsam zur Seite abrollen und diese Übungen auslassen.

Dehnen der inneren Beinmuskulatur
Die Übung lockert die Beininnenmuskeln und verbessert den venösen Rückfluß. Setzen Sie sich seitlich mit einer Hüfte an die Wand. Schwingen Sie in einer zügigen Bewegung herum, so daß Sie die Beine im rechten Winkel zum Körper gegen die Wand lehnen können. Das Gesäß sollte den Boden berühren und der Oberkörper gestreckt sein. Mit ein wenig Übung wird es Ihnen leichter fallen, diese Übung einzunehmen.

a *Atmen Sie tief in den Bauch hinein. Lockern Sie die Wirbelsäule, indem Sie die rückwärtige Taille gegen den Boden drücken. Ziehen Sie das Kinn an und dehnen Sie den Nacken. Schultern, Wangen und Gesicht lockern. Die Fersen strecken.*

b *Atmen Sie aus und spreizen Sie mit ausgestreckten Fersen weit die Beine. Strecken Sie die Arme auf dem Boden über dem Kopf aus und spüren Sie die Dehnung in den Innenseiten der Oberschenkel. Tief atmen und die Spannung bei jedem Ausatmen lockern. Wenn Sie eine Ruhepause brauchen, die Knie wie in der Hocke beugen.*

c *Beugen Sie die Knie, legen Sie die Fußsohlen aneinander, und ziehen Sie die Füße so nahe wie möglich zum Körper. Drücken Sie die Knie mit den Händen sanft gegen die Wand. Bitte keinen Druck ausüben, falls Sie im Kreuzbeinbereich Schmerzen verspüren (siehe Seite 85).*

Entlastung des unteren Rückenbereichs
Diese Übung stärkt die Oberschenkelmuskulatur und den unteren Rückenbereich. Legen Sie sich mit angewin-
kelten Knien auf den Rücken; die Füße
stehen parallel und im Abstand von
etwa 30 Zentimetern ein Stück vom
Körper entfernt auf dem Boden.

a *Senken Sie das Kinn auf die Brust, um
den Nacken zu dehnen und die Schultern
zu lockern. Legen Sie die Hände auf das
Schambein. Spüren Sie die Bewegung des
Atems in Ihrem Bauch, den Kontakt von
Körper und Boden und die Entlastung
Ihrer Wirbelsäule. Atmen Sie eine Minute
oder zwei tief durch.*

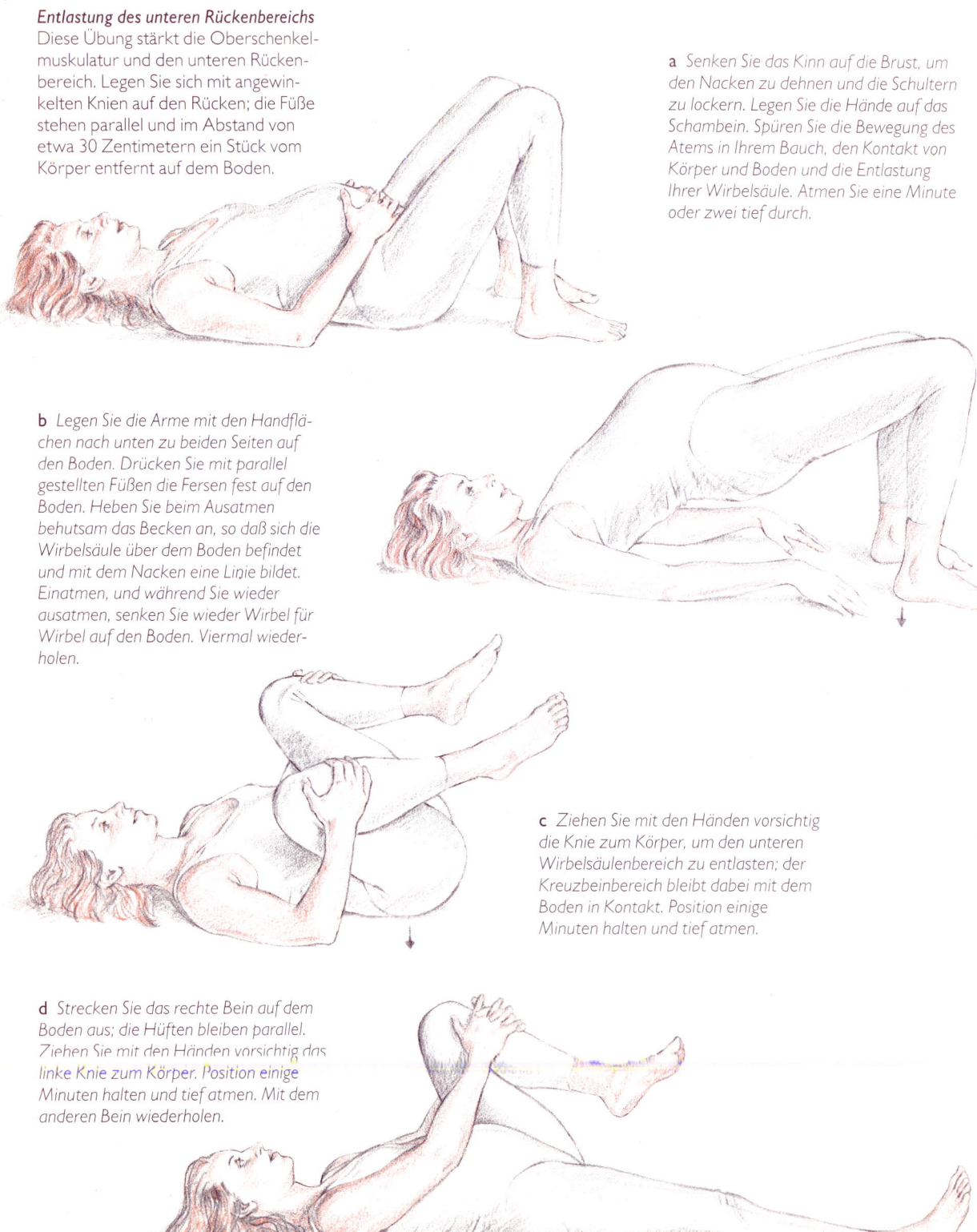

b *Legen Sie die Arme mit den Handflächen nach unten zu beiden Seiten auf
den Boden. Drücken Sie mit parallel
gestellten Füßen die Fersen fest auf den
Boden. Heben Sie beim Ausatmen
behutsam das Becken an, so daß sich die
Wirbelsäule über dem Boden befindet
und mit dem Nacken eine Linie bildet.
Einatmen, und während Sie wieder
ausatmen, senken Sie wieder Wirbel für
Wirbel auf den Boden. Viermal wiederholen.*

c *Ziehen Sie mit den Händen vorsichtig
die Knie zum Körper, um den unteren
Wirbelsäulenbereich zu entlasten; der
Kreuzbeinbereich bleibt dabei mit dem
Boden in Kontakt. Position einige
Minuten halten und tief atmen.*

d *Strecken Sie das rechte Bein auf dem
Boden aus; die Hüften bleiben parallel.
Ziehen Sie mit den Händen vorsichtig das
linke Knie zum Körper. Position einige
Minuten halten und tief atmen. Mit dem
anderen Bein wiederholen.*

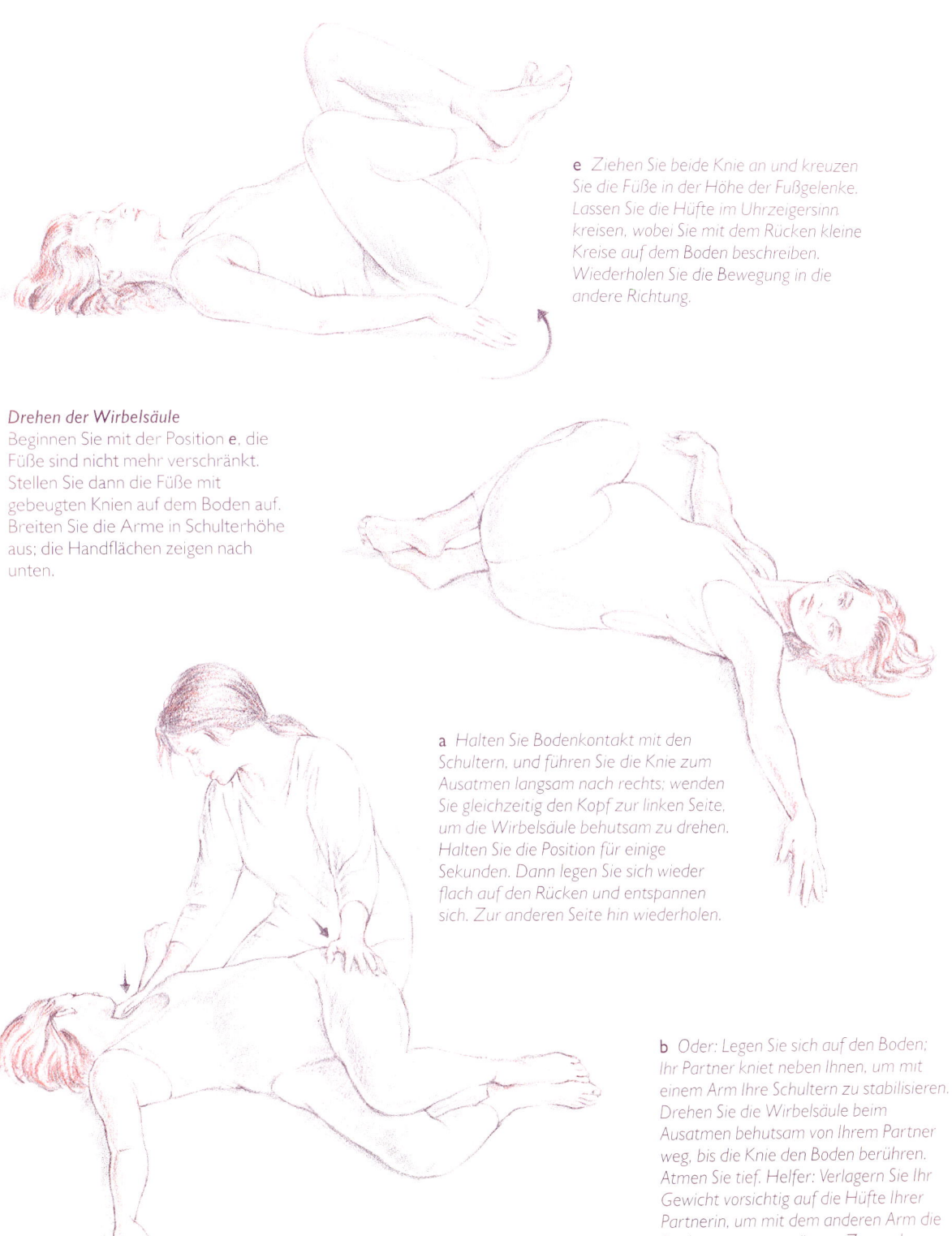

e Ziehen Sie beide Knie an und kreuzen Sie die Füße in der Höhe der Fußgelenke. Lassen Sie die Hüfte im Uhrzeigersinn kreisen, wobei Sie mit dem Rücken kleine Kreise auf dem Boden beschreiben. Wiederholen Sie die Bewegung in die andere Richtung.

Drehen der Wirbelsäule

Beginnen Sie mit der Position **e**, die Füße sind nicht mehr verschränkt. Stellen Sie dann die Füße mit gebeugten Knien auf dem Boden auf. Breiten Sie die Arme in Schulterhöhe aus; die Handflächen zeigen nach unten.

a Halten Sie Bodenkontakt mit den Schultern, und führen Sie die Knie zum Ausatmen langsam nach rechts; wenden Sie gleichzeitig den Kopf zur linken Seite, um die Wirbelsäule behutsam zu drehen. Halten Sie die Position für einige Sekunden. Dann legen Sie sich wieder flach auf den Rücken und entspannen sich. Zur anderen Seite hin wiederholen.

b Oder: Legen Sie sich auf den Boden; Ihr Partner kniet neben Ihnen, um mit einem Arm Ihre Schultern zu stabilisieren. Drehen Sie die Wirbelsäule beim Ausatmen behutsam von Ihrem Partner weg, bis die Knie den Boden berühren. Atmen Sie tief. Helfer: Verlagern Sie Ihr Gewicht vorsichtig auf die Hüfte Ihrer Partnerin, um mit dem anderen Arm die Drehung zu unterstützen. Zur anderen Seite hin wiederholen.

Entspannung

Es ist wichtig, nach den täglichen Übungen eine Pause von zehn bis dreißig Minuten einzulegen, um sich auszuruhen und zu entspannen. Wählen Sie dazu eine der abgebildeten Positionen und stützen Sie Ihren Körper durch Kissen in beliebiger Menge. Konzentrieren Sie Ihre Wahrnehmung auf den Rhythmus Ihres Atems. Lassen Sie zu, daß Ihr Körper bei jedem Ausatmen in einen immer tieferen Zustand der Entspannung sinkt. Beginnen Sie mit den Zehen, Füßen und Knöcheln; dann arbeiten Sie sich schrittweise nach oben vor, über die Waden und Oberschenkel bis zum Becken. Atmen Sie in Becken und Beckenboden hinein und spüren Sie, wie der Bereich beim Ausatmen weich und locker wird. Nehmen Sie die sanften Bögen Ihrer Wirbelsäule wahr und entspannen Sie den oberen Rückenbereich und die Schultern. Verfolgen Sie, wie Ihr Atem in Arme, Hände, Handflächen und Fingerspitzen strömt; dann atmen Sie aus und lösen die Spannung. Lockern Sie Nacken, Hals und Mundwinkel sowie sämtliche kleinen Gesichtsmuskeln, so daß sich die Augenbrauen völlig glätten. Lassen Sie die Augen tief in die Höhlen sinken und spüren Sie, wie Ihre Augenlider länger und weicher werden. Nehmen Sie wahr, wie die Atemluft in Ihre Nasenlöcher dringt. Konzentrieren Sie sich auf die sanfte Welle des Atems und entspannen Sie sich tiefer und tiefer. Sobald Sie völlig entspannt sind und sich wohl fühlen, richten Sie Ihre Aufmerksamkeit auf die Gegenwart des Babys, das Sie in sich tragen. Verbringen Sie einige Minuten in gemeinsamer Ruhe und friedlicher Entspannung (siehe Seite 21). Am Ende der Ruhepause erfrischen Sie sich mit einem Glas Kräutertee oder Fruchtsaft.

Ruhepositionen

Folgende Stellungen sind empfehlenswert, wenn Sie sich nach den Übungen ausruhen und entspannen. Gegen Ende der Schwangerschaft sollten Sie vermeiden, Position **b** länger als fünf bis zehn Minuten einzunehmen (siehe *Achtung*, Seite 39). Sie können sich auch über einige Kissen knien (siehe Foto Seite 43).

a *Legen Sie sich bequem auf die Seite und winkeln Sie ein Knie an. Plazieren Sie ein oder zwei Kissen unter Ihrem Kopf und ein weiteres zwischen den Beinen.*

b *Oder: Legen Sie sich auf den Rücken; stützen Sie den Kopf mit einem und die Knie mit einem oder zwei großen Kissen*

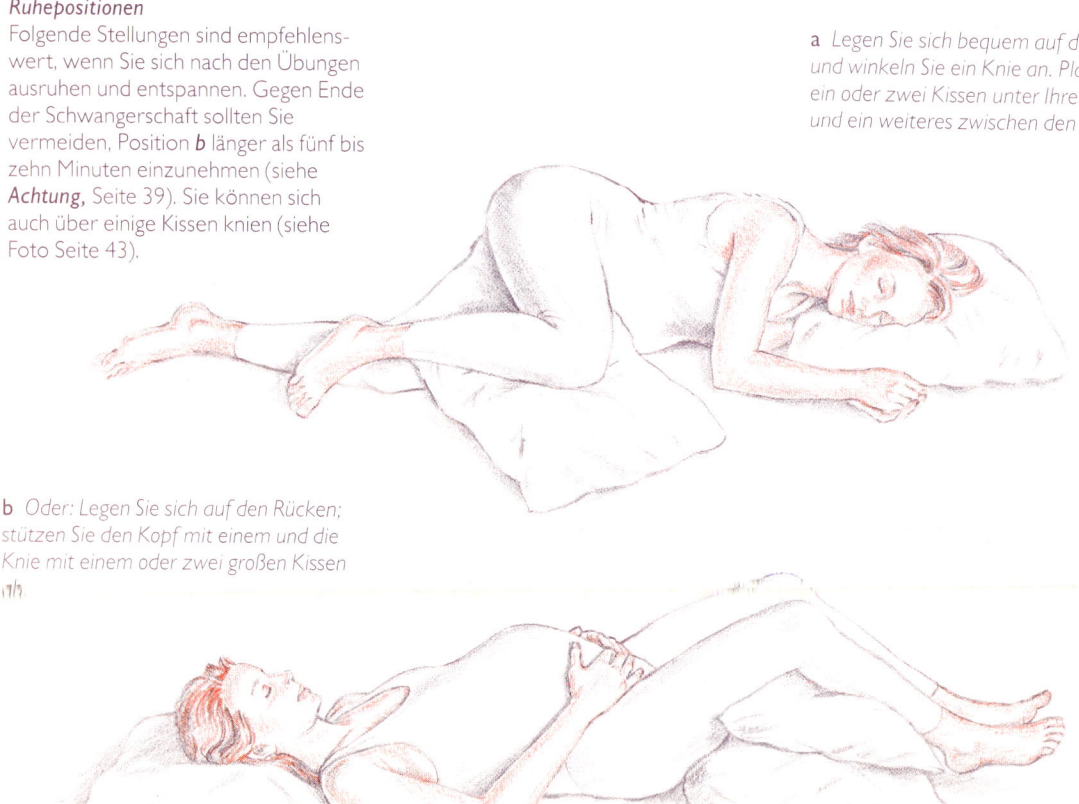

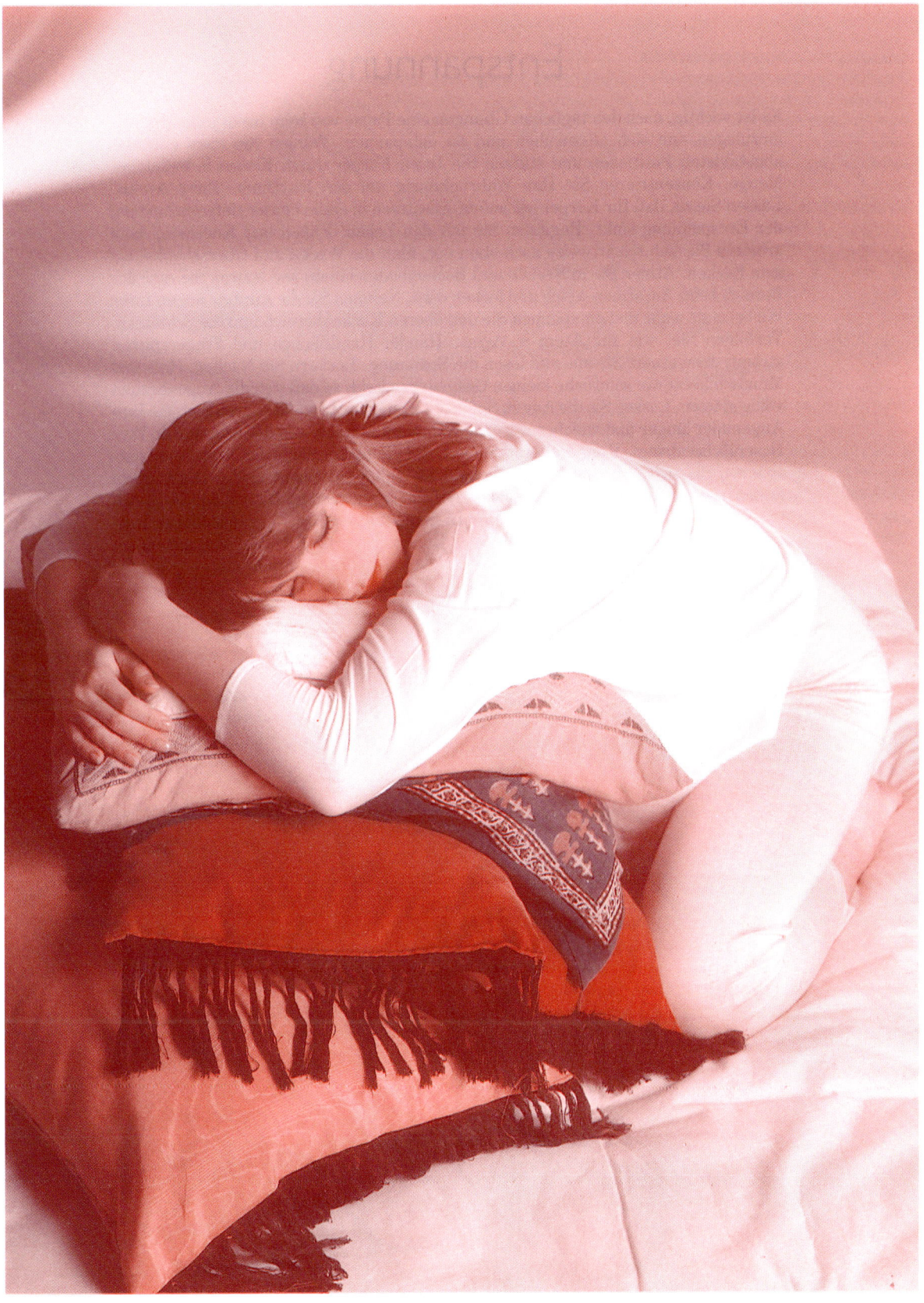

Kapitel 4

MASSAGE

Während des gesamten Lebens ist Berühren ein wichtiger Weg, um Zuneigung zu bekunden oder einander zu trösten. Unsere Empfänglichkeit für Berührungen entwickelt sich bereits in einem frühen Stadium unseres Daseins, wenn wir uns noch in der Gebärmutter befinden. Die Nervenenden in der Haut werden vom Fruchtwasser stimuliert und lassen uns zum ersten Mal die Konturen unseres Körpers wahrnehmen. Von der Geburt an bis ins hohe Alter kann Berührung der Heilung und Entspannung dienen, die Sinnesempfindungen schärfen, beruhigende Wirkung ausüben und uns wieder in Harmonie mit uns selbst bringen.

In manchen Ländern, wie beispielsweise Indien und Japan, gehört die Massage zu den wichtigsten Tätigkeiten einer Hebamme; sie erfordert Geschick und wird angewendet, um Mutter und Kind auf die Entbindung und die Zeit nach der Geburt vorzubereiten. Viele Frauen betrachten die Massage als eine wirksame Methode, die Wehenschmerzen zu lindern. Es heißt, daß sie die Ausschüttung von Endorphinen anregt – von Hormonen, die eine Art natürliches Beruhigungs- und Schmerzmittel darstellen und sowohl während der Schwangerschaft als auch bei der Entbindung einen euphorischen Zustand hervorrufen.

Regelmäßige Massage trägt dazu bei, Ihre Energieströme im Gleichgewicht zu halten und gesundheitlichen Störungen vorzubeugen. Physiologisch gesehen stimuliert und reguliert sie den Körper, verbessert die Zirkulation des Blutes und der Lymphflüssigkeit, so daß Sauerstoff, Nährsubstanzen und Abfallprodukte zwischen Ihrem Körpergewebe und der Plazenta besser ausgetauscht werden können. Da Massagen nervöse Spannungen lösen und die Freisetzung aufgestauter Gefühle fördern, wirken sie entspannend und beruhigend auf die Nerven und können auch zu einer Senkung des Blutdrucks beitragen. Wenn Sie sich einmal nicht wohl fühlen, aktiviert eine Massage die körpereigenen Heilkräfte und läßt sich somit als Ergänzung zu den natürlichen Therapien einsetzen, die in Kapitel 5 beschrieben werden.

Der wichtigste Faktor ist vielleicht, daß eine Massage Ihnen das Gefühl gibt, geschätzt und umhegt zu werden. Sie bietet außerdem die Möglichkeit, Energie auf eine Weise auszutauschen, von der sowohl Massagegebender als auch -empfänger profitieren. Die auf Seite 48–54 dargestellten Sequenzen konzentrieren sich auf jene Massagetechniken, die Ihr Partner während der Schwangerschaft bei Ihnen anwenden kann. Sollten Sie Lust haben, ihn zu massieren, können Sie diese Abfolge nach Ihrer eigenen Intuition abwandeln.

Die Massage kann eine außerordentlich intensive sinnliche Erfahrung sein. Sie vermag sowohl bei demjenigen, der sie gibt, als auch bei dem, der sie erhält, einen Zustand meditativer Stille herbeizuführen, der eine ideale Vorbereitung auf die Geburt darstellt. Sie schafft innigen Kontakt und Nähe zu Ihrem Partner, und in den letzten Monaten der Schwangerschaft kann auch Ihr ungeborenes Kind es wahrnehmen, wenn Ihr Bauch sanft gestreichelt und liebkost wird. Eine regelmäßige Partner- und Selbstmassage bewirkt, daß Sie Ihrem eigenen Körper vertrauen, sich entspannen und den natürlichen Vorgängen der Geburt öffnen und anpassen lernen. Darüber hinaus vermittelt sie Ihnen das Wissen, wie Sie Ihr Baby durch Anwendung bestimmter Massagetechniken in den ersten Lebensjahren beruhigen und besänftigen können.

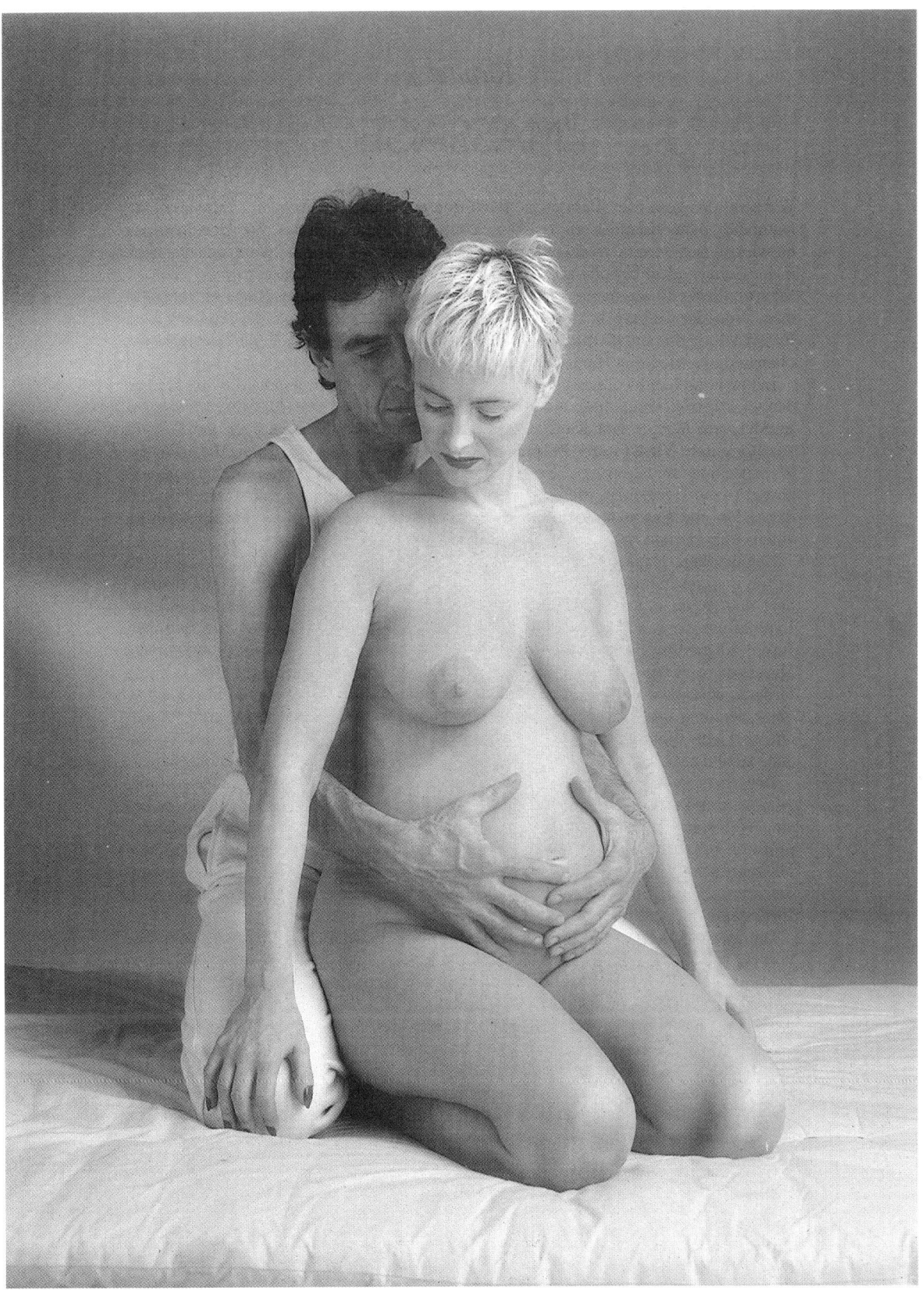

Selbstmassage

Wenn Sie sich selbst jeden Tag nach dem Bad massieren und dazu ein Öl benutzen, das der Entstehung von Schwangerschaftsstreifen vorbeugt (siehe Seite 78), können Sie die Elastizität der Haut während der Schwangerschaft erhalten. Es gibt zwar keine Garantie dafür, daß diese sogenannten Striae ausbleiben, aber das Massieren und Pflegen der Haut ist unbestritten eine vorbeugende Maßnahme. Die Bereiche, auf die Sie sich dabei konzentrieren sollten, sind Bauch, Hüften, Oberschenkel und Busen. Aber Sie können auch andere Teile des Körpers – wie beispielsweise Gesicht, Füße und Waden – problemlos ohne fremde Hilfe massieren.

Brustmassage

Die Brustmassage dient der Vorbereitung auf das Stillen, weil dadurch die Haut rund um die Brustwarzen und den Warzenhof mehr Feuchtigkeit erhält und geschmeidig wird. Die milchproduzierenden Drüsenzellen in der Brust sind gebündelt angeordnet, ähnlich wie Weintrauben in Miniaturformat. Wenn Sie Ihr Baby stillen, schießt die Milch aus diesen Drüsenzellen in die Milchgänge ein, die zu den Warzenspitzen führen. Bei der Massage sollten Sie reines Mandelöl verwenden und jede Brust einzeln ringsum bearbeiten; streichen Sie stets vom umliegenden Gewebe zur Brustwarze hin, in der gleichen Richtung, wie die Milchgänge verlaufen. Vielleicht ist es eine Gedächtnisstütze, wenn Sie sich dabei das Zifferblatt einer Uhr vorstellen: Fangen Sie bei der Ziffer Eins an und arbeiten Sie langsam im Uhrzeigersinn weiter. Massieren Sie mit der ganzen Hand und geschlossenen Fingern. Üben Sie dabei, zunächst mit dem Handballen und dann nahtlos zu den Fingern übergehend, sanften, gleichmäßigen Druck aus.

Die Brust produziert während der Schwangerschaft ihre eigene Schmierflüssigkeit. Sie spüren vielleicht, daß die Drüsen rund um den Warzenhof, die Fetttröpfchen enthalten, leicht erhaben sind. Waschen Sie die Brust nach Möglichkeit nicht mit

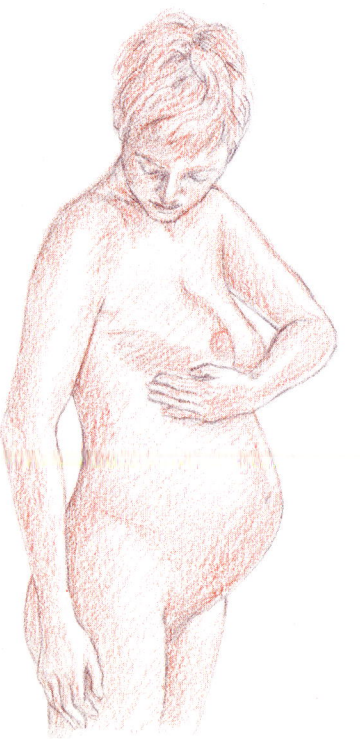

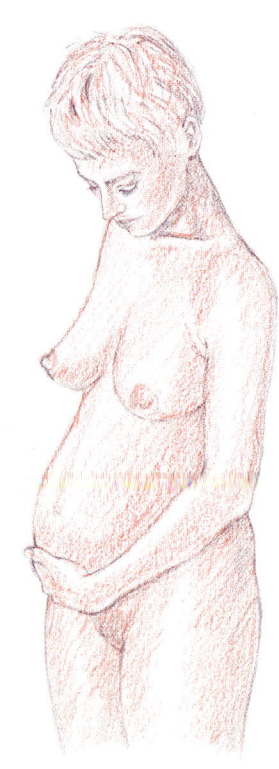

Brustmassage
Massieren Sie die Brust mit den Handflächen und Fingern einer Hand im Uhrzeigersinn, von der Peripherie zur Brustwarze hin. Benutzen Sie Mandelöl oder Ringelblumencreme, und streichen Sie fest, aber behutsam und mit gleichmäßigem Druck. Die Brustwarze massieren Sie mit Fingern und Daumen.

Bauchmassage
Geben Sie reichlich Öl in eine Hand, reiben Sie die Handflächen aneinander und verteilen Sie das Öl dann mit sanften Kreisbewegungen im Uhrzeigersinn. Konzentrieren Sie sich auf das Baby, während Sie den Bauch massieren. In den letzten Monaten wird er oder sie Ihre Berührung vermutlich schon wahrnehmen können. Ölen und massieren Sie danach Ihre Hüften, die Oberschenkel und den Rest des Körpers.

Seife, da Sie auf diese Weise die natürlichen Fettsubstanzen entfernen. Gegen Ende der Schwangerschaft fällt Ihnen unter Umständen auf, daß die Öffnungen der Brustwarzen einige wenige Tropfen eines gelblichen Sekrets absondern, das Kolostrum genannt wird. Diese »Vormilch«, die Ihr Körper am ersten oder zweiten Tag nach der Entbindung für Ihr Baby produziert, hat einen außerordentlich hohen Nährwert, und es ist völlig normal, daß sie bisweilen schon während der Schwangerschaft austritt.

Brustpflege

Ihre Brust braucht nur wenig Vorbereitung auf das Stillen, aber Ihr Arzt oder die Hebamme sollte sie schon zu Beginn der Schwangerschaft untersuchen, um festzustellen, ob Sie Hohlwarzen haben (siehe Seite 77). Es ist ratsam, während der Schwangerschaft einen guten Stützbüstenhalter zu tragen, am besten aus reiner Baumwolle. Lassen Sie sich von einer Fachkraft beraten, denn bei der Auswahl der richtigen Größe muß auch das Wachstum der Brust berücksichtigt werden. Nachts müssen Sie keinen BH tragen, und auch tagsüber dürfen Sie für einige Stunden auf ihn verzichten. Es ist auch nichts dagegen einzuwenden, wenn Sie die Brust gelegentlich der Sonne oder frischer Luft aussetzen. Drei Wochen vor dem Geburtstermin sollten Sie sich einen Stillbüstenhalter zulegen, den Sie nach der Entbindung brauchen.

Bauchmassage

Am besten beginnen Sie mit der täglichen Bauchmassage gleich zu Beginn der Schwangerschaft. Um die Elastizität und Spannkraft der Haut zu verbessern, sollten Sie reines Weizenkeim- oder Mandelöl als Basisöl verwenden (Rezept siehe unten). Nehmen Sie reichlich Öl und massieren Sie mit der ganzen Hand oder beiden Händen gleichzeitig. Sie werden es genießen, die wundervoll gerundete Form Ihres Bauchs zu spüren, und die Gegenwart des Kindes, das Sie tragen, wird Ihnen so mit Fortdauer der Schwangerschaft zunehmend bewußt. Massieren Sie danach sorgfältig mit gut geölten Händen und sanften Kreisbewegungen Hüften und Oberschenkel.

Gegen Ende der Schwangerschaft sollten Sie auch die Seiten Ihres Bauchs massieren, von den Rippen zum Bauchnabel hin, um einer Überdehnung der Haut vorzubeugen und die Elastizität der Bauchmuskulatur zu verbessern.

Perineale Massage

In den letzten Schwangerschaftswochen können Sie sich auf die Entbindung vorbereiten, indem Sie das perineale Gewebe (den fleischigen Bereich des Damms, der zwischen Vagina und After liegt) nach dem Baden mit Mandel-, Oliven- oder Weizenkeimöl massieren. Das läßt sich am besten in der Hocke bewerkstelligen (siehe Seite 38). Benutzen Sie dazu Daumen und Finger einer Hand, oder vielleicht ist ja auch Ihr Partner bereit, Ihnen zu helfen. Die Massage macht das Dammgewebe vor der Geburt weicher und dehnbarer und kann so dem so sogenannten Dammriß während der Entbindung vorbeugen.

Bauchöl

50 ml Weizenkeim- oder Mandelöl
Ätherische Öle, Duftnoten Lavendel und Aprikosenkern

Fügen Sie dem Basisöl Ihrer Wahl je zwölf Tropfen der ätherischen Öle zu. Benutzen Sie es, um damit während der Schwangerschaft den Bauch und nach der Geburt Ihr Baby zu massieren.

Tägliche Partnermassage

Es gibt zwar viele verschiedene Massageformen, wir wollen uns hier jedoch auf einfache, intuitive Techniken konzentrieren, die leicht erlernt werden können und für die Schwangerschaft besonders geeignet sind. Der Hauptakzent liegt dabei auf dem Aspekt der Selbsterkundung, und Sie werden feststellen, daß sich Ihre eigenen natürlichen Fähigkeiten mit ein wenig Übung wie von selbst entwickeln. Die empfohlenen Handgriffe lassen sich in drei Gruppen ordnen: leichtes Streichen über die Hautoberfläche, Kneten der Muskeln (ähnlich wie beim Teigwalken) und die feste, aber behutsame Druckmassage, die ein wenig tiefer geht. Sie werden die grundlegenden Streichbewegungen schon bald nach eigenem Gutdünken variieren und Ihren eigenen, individuellen Stil entwickeln.

Sie brauchen einen warmen, ruhigen Platz für die Massage, ein paar bequeme Kissen, die Sie übereinanderstapeln, und eine Flasche mit ätherischem Öl (siehe Aromatherapie, Seite 66), das Sie entweder selbst nach unten geschildertem Rezept hergestellt oder bereits fertig gemischt gekauft haben. Über die Teile des Körpers, die gerade nicht massiert werden, sollten Sie ein vorgewärmtes Handtuch legen; langsam abbrennender Weihrauch vertieft noch die Massageerfahrung.

Gleichgültig, ob Sie eine Massage verabreichen oder erhalten – wichtig ist, daß Sie entspannt sind und sich wohl fühlen. Nehmen Sie sich vorher ein wenig Zeit, um Ihre Aufmerksamkeit zu Ihrer inneren Mitte zu lenken, wozu Ihnen die Tiefenatmungsübung von Seite 18 verhilft. Während der Massage sollten Sie und Ihr Partner sich auf die Atmung konzentrieren und nicht mehr als notwendig sprechen.

Wie man eine Massage gibt

Bevor Sie mit der Massage beginnen, sollten Sie sich die Zeit nehmen, sich den Energieströmen Ihrer Partnerin und des Kindes, das sie in sich trägt, anzupassen. Berühren Sie dazu ihren Körper leicht mit beiden Händen. Geben Sie dann ein wenig Öl in Ihre Hände und reiben Sie die Handflächen gegeneinander, um es anzuwärmen. Verteilen Sie es anschließend leicht und gleichmäßig über die gesamte Körperfläche, die Sie massieren wollen. Setzen oder knien Sie sich nun in bequemer Haltung neben Ihre Partnerin; atmen Sie tief, um sich zu entspannen und die Konzentration zu Ihrer eigenen inneren Mitte zu lenken. Gehen Sie zunächst ganz langsam vor, und nehmen Sie bewußt die Sinnesempfindungen wahr, die sich dabei einstellen. Versuchen Sie, nicht nur die Hände, sondern Ihren gesamten Körper in die Massagebewegung einzubeziehen. Achten Sie darauf, daß Sie völlig entspannt sind. Fragen Sie Ihre Partnerin, wie sie sich fühlt, und nehmen Sie sich die Zeit, die Freuden dieser gemeinsamen, heilenden Erfahrung zu entdecken.

Erfrischendes Schwangerschaftsöl für den Körper
50 ml Traubenkern- oder Mandelöl
Ätherische Öle, Duftnoten Zitronengras und Mandarine

Fügen Sie dem Basisöl Ihrer Wahl je zwölf Tropfen der ätherischen Öle zu. Dieses Massageöl hat ein frisches Zitronenaroma und kann nach dem Bad alternierend zu einem Öl verwendet werden, daß Schwangerschaftsstreifen vorbeugt (siehe Seite 78).

Belebendes, entspannendes Schwangerschaftsöl
50 ml Traubenkern- oder Mandelöl
Ätherische Öle, Duftnoten Salbei, Lavendel, Bergamotte und Ylang-Ylang

Fügen Sie dem Basisöl Ihrer Wahl je fünf Tropfen der ätherischen Öle zu. Dieses Massageöl hebt die Stimmung und wirkt Depressionen entgegen.

Massage des oberen und unteren Rückenbereichs

Bitten Sie Ihre Partnerin, sich hinzuknien und über einen Stapel Kissen
vorzubeugen, so daß der gesamte
Körper bequem liegt und gestützt
wird. Fordern Sie sie auf, tief zu atmen
und sich zu entspannen. Legen Sie die
Hände leicht auf ihren Körper, atmen
Sie selbst tief, und passen Sie sich ihren
Energieströmen an.

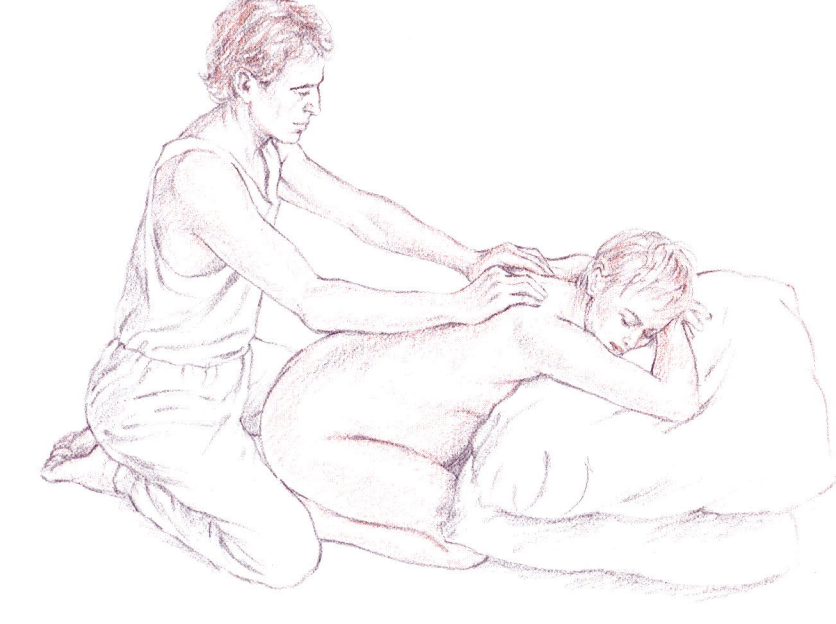

a *Legen Sie die geölten Hände auf die
Schultern Ihrer Partnerin. Kneten Sie die
Schultermuskeln, den Nacken und den
oberen Rückenbereich mit Handflächen,
Fingern und Daumen, wobei Sie den
Druck nach Bedarf verstärken.*

b *Massieren Sie an der Wirbelsäule
entlang vom Hals bis zur unteren
Rückenpartie; verweilen Sie bei allen
verspannten oder empfindlichen Stellen.
Benutzen Sie bei der Massage des
unteren Rückenbereichs Handballen,
Daumen und Finger. Beginnen Sie mit der
trapezförmigen Kreuzbeinplatte und
massieren Sie von der Mitte nach außen.
Schließen Sie Hüften, Po und Oberschenkel in die Massage ein.*

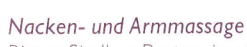

Nacken- und Armmassage

Bitten Sie Ihre Partnerin, sich hinzuknien. Nehmen Sie selbst eine
bequeme kniende Position hinter ihr
ein.

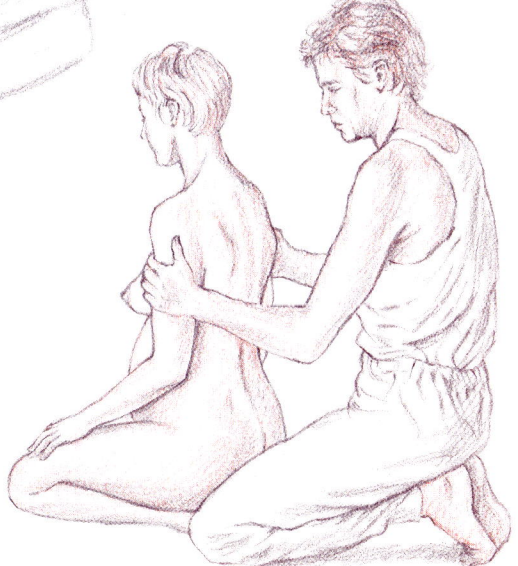

*Bearbeiten Sie mit den Fingern beider
Hände die Nacken- und Schultermuskulatur Ihrer Partnerin. Dann kneten Sie die
Schultern mit beiden Händen fest durch.
Massieren Sie die Oberarme von oben
nach unten, wobei Sie die Muskeln
abwechselnd kneten und loslassen.
Unterarme und Hände werden gesondert massiert.*

Gesichtsmassage

Bitten Sie Ihre Partnerin, sich halb
sitzend aufzurichten; der Oberkörper
sollte von Kissen gestützt sein und
höher liegen als die Beine. Legen Sie
einige zusätzliche Kissen unter ihre
Knie. Knien oder setzen Sie sich in
bequemer Haltung hinter sie. Nehmen
Sie ihren Kopf sanft so zwischen die
Hände, daß die Fingerspitzen auf der
Schädelbasis ruhen.

a Fordern Sie Ihre Partnerin auf, tief zu
atmen und sich zu entspannen, so daß
ihr Kopf locker in Ihren Händen liegt.
Massieren Sie den Hals mit langen,
gleichmäßigen Streichbewegungen von
unten nach oben. Dann stützen Sie den
Kopf mit einer Hand und massieren die
Schädelbasis mit der anderen.

b Rollen Sie den Kopf Ihrer Partnerin
behutsam auf eine Seite. Massieren Sie
mit dem Handballen die Halsseite von
oben nach unten. Wiederholen Sie die
Bewegung auf der anderen Seite.

c Halten Sie den Kopf Ihrer Partnerin
zwischen den Händen, und streichen Sie
mit den Daumen von der Mitte der Stirn
auswärts zu den Schläfen.

d Massieren Sie die Oberlider der Augen
von der Mitte auswärts. Anschließend
streichen Sie von innen nach außen über
die Unterlider.

e Streichen Sie von den Nasenflügeln auswärts über die Wangenknochen. Massieren Sie dann den Oberkiefer zwischen Nase und Lippen von innen nach außen.

f Folgen Sie mit Fingern und Daumen dem Unterkiefer; die Bewegung verläuft von der Kinnmitte nach außen und aufwärts zu den Ohren hin.

g Halten Sie die Ohren Ihrer Partnerin zwischen Daumen und Zeigefingern. Massieren Sie sanft die Ohrmuscheln, bis sie warm werden.

h Bitten Sie Ihre Partnerin, den Mund leicht zu öffnen und den Unterkiefer zu lockern. Massieren Sie mit den Fingern die Kiefergelenke und gehen Sie jeglicher Verspannung nach.

i Massieren Sie die Kopfhaut Ihrer Partnerin sensibel und doch kräftig mit den Fingerspitzen. Bedecken Sie am Schluß mit gewölbten Händen einige Minuten lang ihre Augen.

Ganzkörpermassage

Die folgende Massagesequenz fördert
die vollkommene Entspannung und
sorgt für einen erholsamen Schlaf.
Atmen Sie tief, nehmen Sie sich Zeit
und arbeiten Sie langsam.

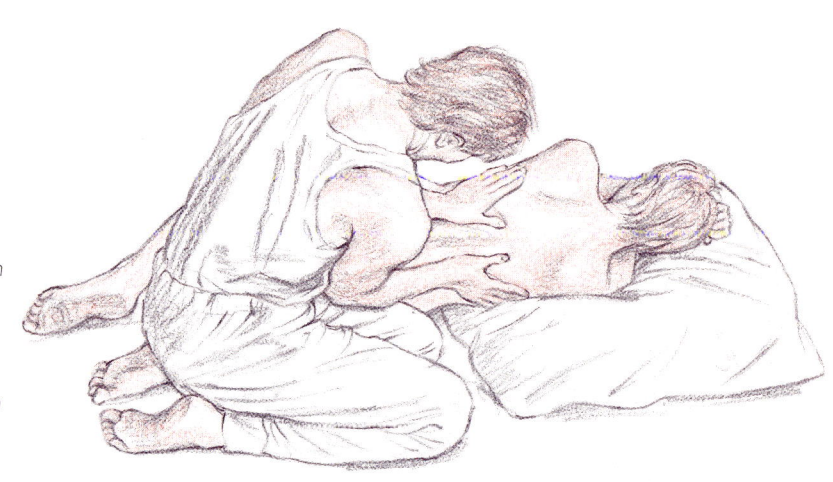

a *Bitten Sie Ihre Partnerin, sich auf die
Seite zu legen, und knien Sie sich bequem
hinter sie. Massieren Sie mit den
Daumen die langen Muskeln, die zu
beiden Seiten der Wirbelsäule verlaufen.
Beginnen Sie oben am Nacken und
arbeiten Sie sich nach unten zum Becken
vor, wobei alle verspannten Stellen mit
kleinen Kreisbewegungen gelockert
werden.*

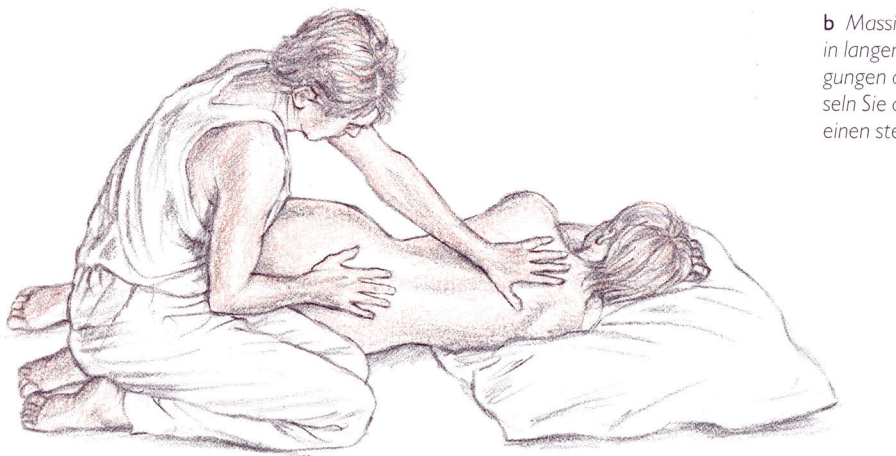

b *Massieren Sie mit einem Handballen
in langen, gleichmäßigen Streichbewegungen die Wirbelsäule abwärts. Wechseln Sie die Hand, und finden Sie dabei
einen steten, beruhigenden Rhythmus.*

c *Massieren Sie mit einer Hand rund um
den Hüftknochen und die Gesäßmuskeln;
steife oder schmerzhafte Bereiche
werden mit dem Daumen bearbeitet.
Bitten Sie Ihre Partnerin, sich auf die
andere Seite zu drehen, und wiederholen
Sie hier die Bewegungen.*

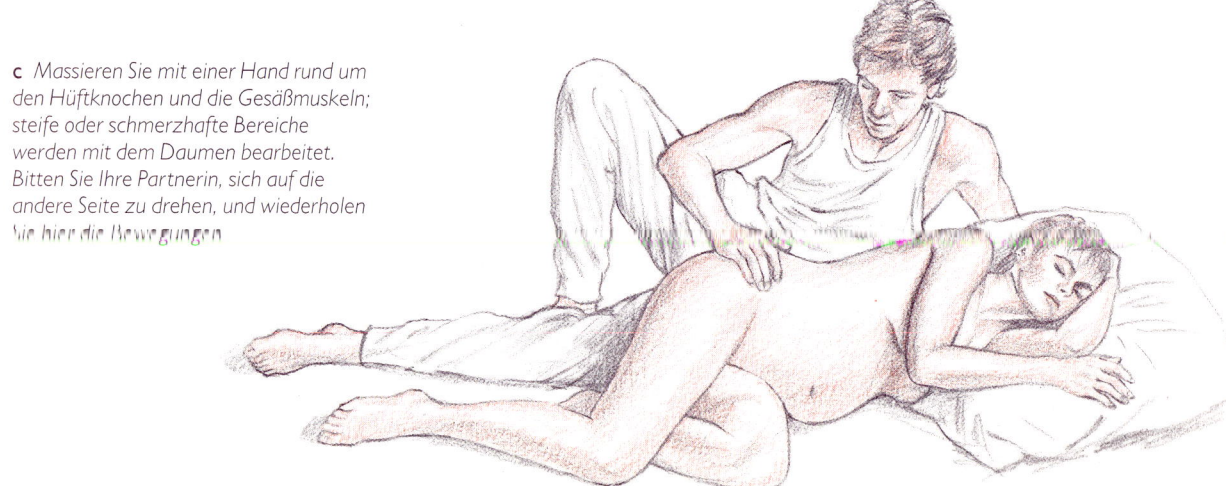

d *Nehmen Sie reichlich Öl, um den Bauch Ihrer Partnerin zu massieren. Verteilen Sie es auf der Bauchmitte und massieren Sie mit kreisenden Streichbewegungen im Uhrzeigersinn langsam nach außen. Arbeiten Sie mit der ganzen Hand und leichtem, gleichmäßigem Druck.*

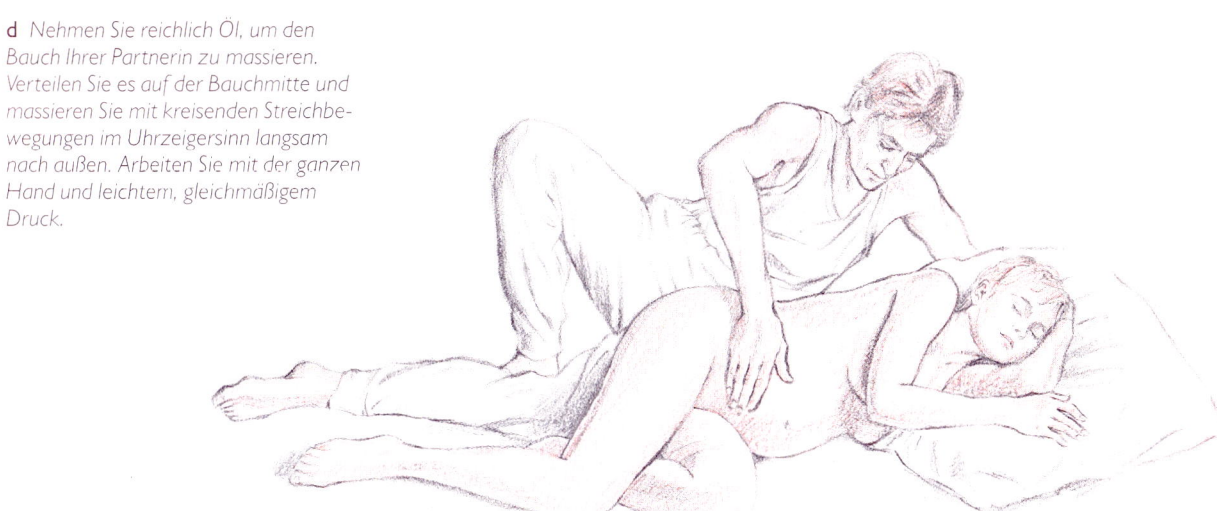

e *Bitten Sie Ihre Partnerin, sich mit aufrechtem Oberkörper hinzuknien. Knien Sie sich direkt hinter sie, so daß Sie Mutter und Kind umarmen. Atmen Sie beide tief und konzentrieren Sie sich auf die Gegenwart des Babys. Streichen Sie sanft über ihren Bauch, und spüren Sie die Bewegungen des Kindes unter Ihren Händen.*

f *Bitten Sie Ihre Partnerin, sich mit leicht gespreizten, parallelen Füßen hinzustellen. Legen Sie die Hände auf beide Seiten einer Wade und streichen Sie mit kreisenden Bewegungen aufwärts bis zum Oberschenkel. Dann massieren Sie mit den Daumen die Mitte der Beine vom Gesäß abwärts bis zu den Fersen. Wiederholen Sie die Massagebewegungen beim anderen Bein.*

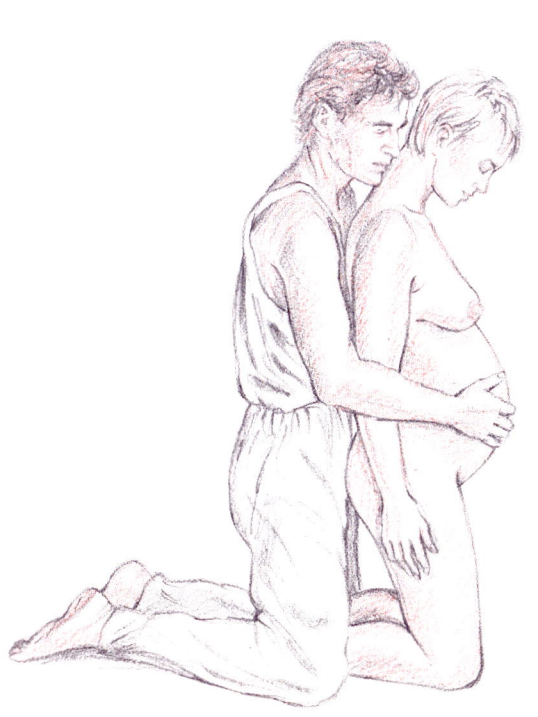

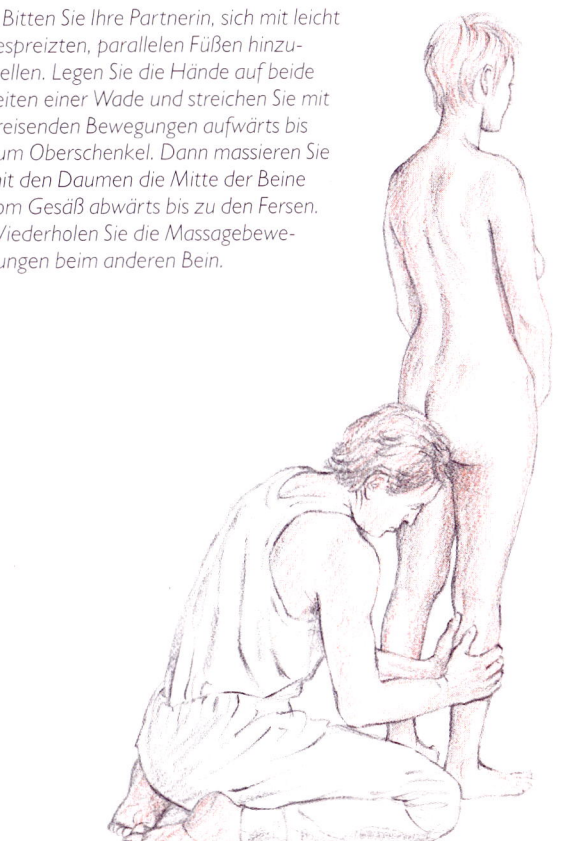

Fußmassage

Bitten Sie Ihre Partnerin, sich bequem
gegen einen Stapel Kissen zu lehnen,
der ihren Rücken stützt. Nehmen Sie
eine Ferse in die Hand, und legen Sie
ihren Unterschenkel zur Stabilisierung
auf Ihr Knie.

Vorsicht! Während der Schwangerschaft sollten Sie eine direkte Massage
der Fersen, Fußknöchel und Achilles-
sehnen vermeiden. Reflexzonen-
Therapeuten meinen, daß diese
Bereiche mit dem Uterus in Verbindung stehen und eine Tiefenmassage
vorzeitige Wehen auslösen könnte.
Während der Entbindung wirkt die
Massage dieser Bereiche jedoch
schmerzlindernd.

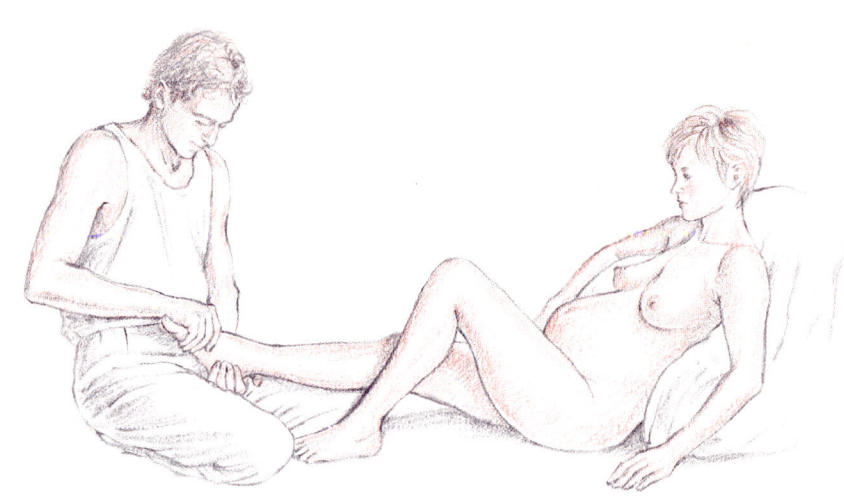

a *Streichen Sie mit der freien Hand von
oben nach unten über den Fuß Ihrer
Partnerin. Bearbeiten Sie sorgfältig den
ganzen Fuß. Beugen, strecken und rollen
Sie ihn in Ihren Händen.*

b *Pressen Sie mit dem Handballen gegen
das Fußgewölbe. Arbeiten Sie sich
abwärts zur Ferse vor und üben Sie
festen, rhythmischen Druck aus, um
Verspannungen in der Ferse zu lösen.*

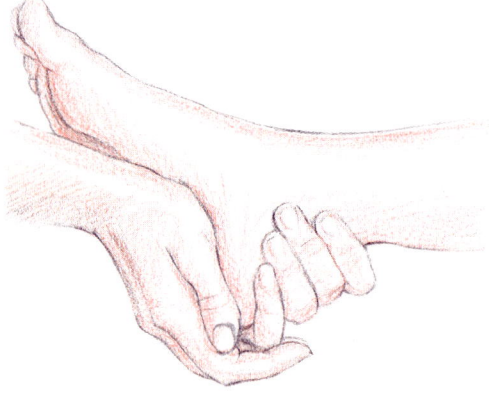

c *Massieren Sie mit beiden Daumen die
Fußsohlen. Stützen Sie nun das Fußgewölbe mit einer Hand, greifen Sie die
Zehen mit der anderen und bewegen Sie
sie nach oben und unten. Fünfmal
wiederholen.*

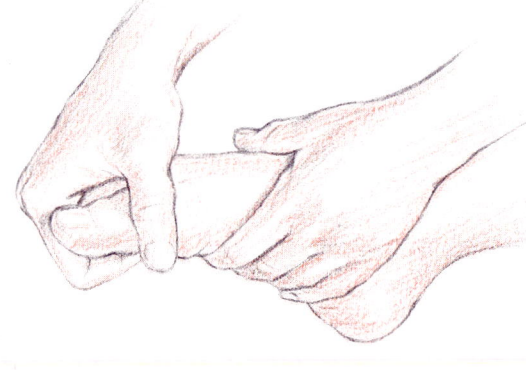

d *Stützen Sie den Fuß mit einer Hand
und bearbeiten Sie mit der anderen sorgfältig jeden einzelnen Zeh. Biegen Sie ihn
vor und zurück; dann streichen Sie an
beiden Seiten entlang. Als nächstes rollen
Sie den Zeh dreimal in jede Richtung.
Zum Schluß ziehen Sie ihn sanft zu sich
hin.*

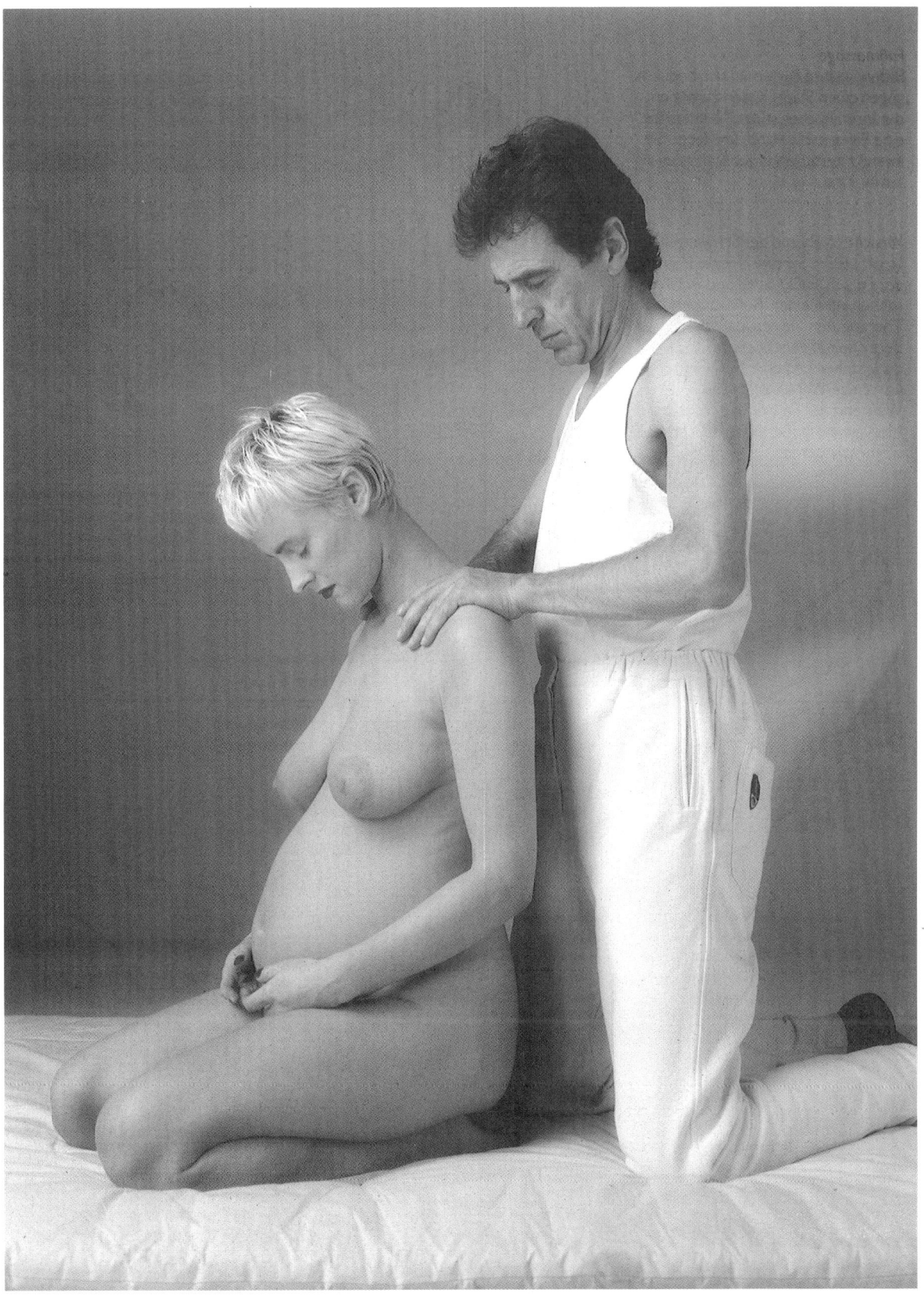

Kapitel 5

NATURHEILVERFAHREN

Jeder Mensch verfügt über Selbstheilungskräfte, und die natürlichen Therapien dienen dazu, diese Fähigkeit zu fördern und zu stärken. Die Naturheilverfahren werden auch als komplementäre oder alternative Medizin bezeichnet und beruhen auf einer holistischen (ganzheitlichen) Sicht von Krankheit. Naturheiler sind bemüht, den ganzen Menschen in all seinen Systemen zu behandeln, statt sich lediglich auf die Symptome zu konzentrieren, die sich zu einem bestimmten Zeitpunkt offenbaren. Wenn in der Schwangerschaft gesundheitliche Beschwerden auftreten, wird ein ganzheitlich orientierter Mediziner sämtliche Aspekte des Problems berücksichtigen. Die Behandlung zielt sowohl darauf ab, Störungen im menschlichen Energiehaushalt zu beseitigen als auch den allgemeinen Gesundheitszustand zu verbessern und somit die körpereigenen Abwehrkräfte zu stärken. Bei sachgemäßer Anwendung haben die Naturtherapien weder gefährliche noch unliebsame Nebenwirkungen und lassen sich auch in der Schwangerschaft risikolos nutzen. Sie bieten eine wirksame Alternative zu medikamentöser Behandlung oder chirurgischem Eingriff, die in dieser Zeit normalerweise nicht zu empfehlen sind.

Mit den Therapien, die auf den folgenden Seiten beschrieben werden, hat man bei der Behandlung herkömmlicher Beschwerden während der Schwangerschaft erstaunliche Erfolge erzielt. Sie können auch darauf zurückgreifen, wenn Sie gesund sind, um beispielsweise in den Monaten vor der Entbindung für ein Höchstmaß an Wohlbefinden zu sorgen. Jeder Mensch spricht anders auf die verschiedenen Naturheilverfahren an, und auch Sie werden vermutlich feststellen, daß Sie auf manche besser reagieren als auf andere.

Alle Naturheilverfahren zielen darauf ab, Zugang zu den subtilen Energieströmen des Körpers zu finden, obwohl die dabei eingesetzten Mittel und Methoden beträchtlich variieren können. Chiropraktik und Akupunktur beispielsweise werden äußerlich angewendet, während Phytotherapie (Therapie mit heilenden Kräutern) und Homöopathie die Einnahme biologischer Arzneimittel aus unserer natürlichen Umwelt vorsehen. Unter Anleitung eines Arztes oder Heilpraktikers können Sie bestimmte Therapien miteinander kombinieren; es gibt jedoch auch Heilverfahren, die unvereinbar sind. Die Phytotherapie verträgt sich beispielsweise ausgezeichnet mit der Akupunktur; im Gegensatz dazu läßt sich die Aromatherapie nicht immer durch Homöopathie ergänzen, da einige ätherische Öle die Wirkung spezifischer homöopathischer Arzneimittel aufheben können.

Die Verwendung des Begriffs »Natur« sollte uns nicht dazu verleiten, die ungeheure Heilkraft zu unterschätzen, die diesen Therapien innewohnt. Besonders in der Schwangerschaft ist es ratsam, einen auf Naturheilverfahren spezialisierten Arzt oder Heilpraktiker zu konsultieren – vornehmlich jemanden, der darüber hinaus auch über Erfahrung mit werdenden Müttern verfügt –, um sich mit den alternativen Therapien vertraut zu machen. Erkundigen Sie sich noch vor Beginn einer Behandlung nach ihren möglichen Kosten. Diese können variieren und sich in vernünftigem Rahmen halten oder auch sehr hoch sein, je nach Heilpraktiker und Anzahl der Sitzungen, die Sie voraussichtlich brauchen. Manche Behandlungsformen können Sie zu Hause fortsetzen; bei anderen ist unter Umständen eine regelmäßige Beratung erforderlich.

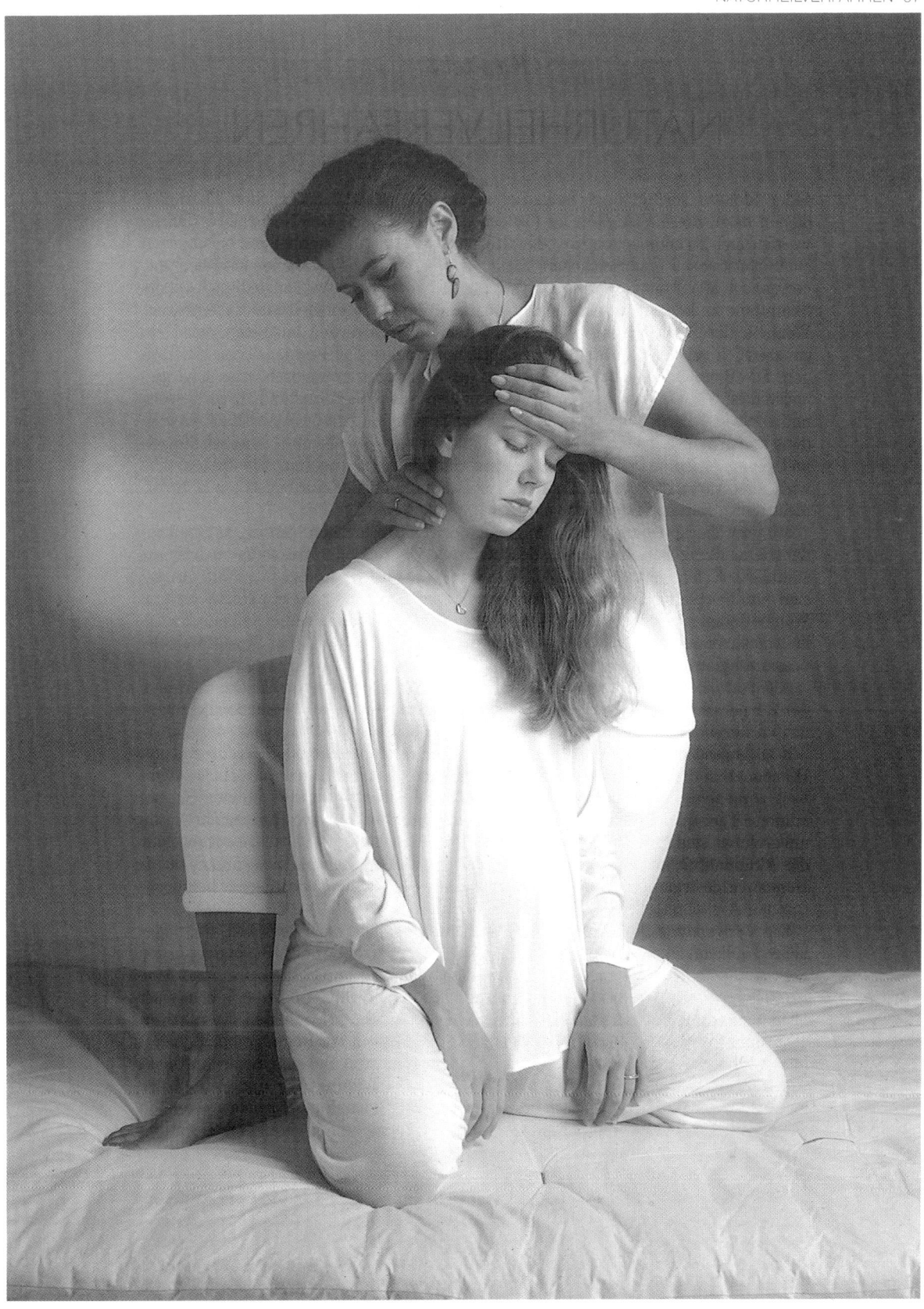

Chiropraktik

Bei diesem Verfahren wird davon ausgegangen, daß Knochengerüst, Organe und Organsysteme in Wechselbeziehung stehen. Der Körper kann nur dann optimal funktionieren und sein Selbstheilungspotential voll ausschöpfen, wenn Wirbelkörper und Bandscheiben morphologisch richtig strukturiert sind und in der Folge die Muskeln harmonisch mit der Schwerkraft zusammenwirken und die Körperflüssigkeiten frei fließen.

Durch die Korrektur struktureller Unausgewogenheiten in der Wirbelsäule und in anderen Skelettbereichen wird die Blutzufuhr zu den Organen und Nerven verbessert. Besonders vorteilhaft ist das in der Schwangerschaft, wenn sich die Körperhaltung infolge der Dehnung der Bänder verändert, die Ihre Gelenkteile miteinander verbinden. Während sich der Körper Ihrer veränderten Haltung und dem Gewicht des wachsenden Babys anpaßt, können ungewohnte Beschwerden oder Schmerzen auftreten (siehe Seite 84/85). Ein guter Chiropraktiker, der mit der Behandlung schwangerer Frauen vertraut ist, wird mit vorsichtigen Handgriffen das Knochengewebe manipulieren und dehnen. Damit hilft er dem Körper, sich den dynamischen Veränderungen anzupassen und das zusätzliche Gewicht besser zu verkraften. Zu den am stärksten verspannten Bereichen, die mit Chiropraktik erreicht werden können, gehören Nacken, Kopf, untere Rückenpartie, Beckengelenke und Schambeinfuge. Es können aber auch Schmerzen in der oberen Wirbelsäule, in Schultern, Rippen, Handgelenken, Knien und Füßen damit behandelt werden. Chronische Kopfschmerzen, Nebenhöhlenkatarrh (Sinusitis) und Verstauchungen sprechen ebenfalls gut auf eine chiropraktische Behandlung an. Die beste Wirkung wird meist dann erzielt, wenn die Sitzungen in regelmäßigen Abständen erfolgen.

Die sogenannte **kraniale Osteopathie** basiert auf der Entdeckung, daß die Schädelknochen beweglich sind und sich vorsichtig manipulieren lassen. Diese Behandlung erfordert großes Fingerspitzengefühl, kann jedoch sehr wirkungsvoll sein. Es heißt, daß sie die Zirkulation des sogenannten Liquors (Hirn-/Rückenmarksflüssigkeit) verbessert. Sie wird angewendet, um sämtliche Bereiche des Körpers zu beeinflussen und die zuvor erwähnten strukturbedingten Schmerzen zu lindern. Sie hilft auch bei Depressionen, Schlaflosigkeit und physischen oder psychischen Traumata. Auch in der Schwangerschaft hat sich die kraniale Osteopathie bewährt, weil der Körper in dieser Zeit besonders leicht reagiert und Mißverhältnisse in der Knochenstruktur am leichtesten korrigiert werden können. Das neugeborene Baby kann ebenfalls von einer solchen Behandlung profitieren, falls die Geburt in irgendeiner Weise traumatisch verlaufen ist.

Was Sie erwartet

Zu Beginn der Behandlung wird der Chiropraktiker Ihre medizinische Vorgeschichte schriftlich festhalten und Ihnen eine Reihe von Fragen über Charakter und mögliche Ursachen Ihrer Beschwerden stellen. Anschließend müssen Sie alle hinderlichen Kleidungsstücke ablegen und sich hinsetzen, hinstellen und hinlegen, damit der Chiropraktiker beobachten kann, wie Sie Ihren Körper bewegen. Die eigentliche Behandlung dauert etwa eine halbe Stunde und wird normalerweise auf einer speziellen Liege im Sitzen oder Liegen vorgenommen. Der Chiropraktiker kombiniert vielleicht streckende, verschiebende und mit Druck ausgeführte Manipulationen. Unter Umständen unterzieht er auch das betroffene Gelenk dem hier typischen Bewegungsablauf, um die Beweglichkeit wiederherzustellen. Möglicherweise müssen Sie zu Hause spezifische Übungen durchführen und sich zusätzlich an einen bestimmten Ernährungsplan halten. Schmerzen, die nach der Behandlung auftreten können, gehen schnell vorüber; Sie sollten jedoch nach jeder Sitzung eine Ruhepause einlegen. Die Resultate der Manipulation sind vielleicht nicht sofort spürbar, es könnte jedoch sein, daß Sie später einen plötzlichen Energieschub oder das Bedürfnis verspüren, zu schlafen oder sich auszuruhen.

Reflexzonentherapie

Dieser Heilmethode liegt die Prämisse zugrunde, daß es in den Füßen und Händen Bereiche gibt, die den Zustand spezifischer Teile des Körpers reflektieren. Wenn eine Zone auf Berührung empfindlich oder schmerzhaft reagiert, kann das ihr entsprechende Organ geschwächt sein. Mit Hilfe einer fachkundigen Hand- oder Fußmassage wird das betreffende Organ dann geheilt oder gestärkt. Die Reflexzonentherapie ist eine wirkungsvolle Behandlungsform bei einer Reihe weniger schwerwiegender Beschwerden wie Streß, Kopfschmerzen, Verdauungsproblemen, Migräne und Nebenhöhlenkatarrh. Bevor Sie sich an eine Selbstbehandlung wagen, sollten Sie sich jedoch unbedingt von einem Experten beraten lassen.

Was Sie erwartet

Ein guter Heilpraktiker, der sich auf die Reflexzonentherapie versteht, wird Ihre Füße und Hände sowohl zur Diagnose als auch zur Behandlung heranziehen. Anfällige Bereiche spürt er beispielsweise dadurch auf, daß er mittels Daumendruck die gesamte Fußsohle abtastet. Durch Drücken der Reflexpunkte und sanfte Daumenmassage wird dann der Heilungsprozeß eingeleitet und beschleunigt. Die positive Wirkung der Reflexzonentherapie kann beträchtlich sein, obwohl Sie während der Behandlung unter Umständen leichte Schmerzen verspüren.

Vorsicht! Während der Schwangerschaft sollte nur leichter Druck ausgeübt werden. Klammern Sie bei einer Eigenbehandlung Fersen, Fußknöchel und Achillessehne aus, da diese Bereiche mit der Gebärmutter in Verbindung stehen und eine Massage vorzeitige Wehen auslösen könnte.

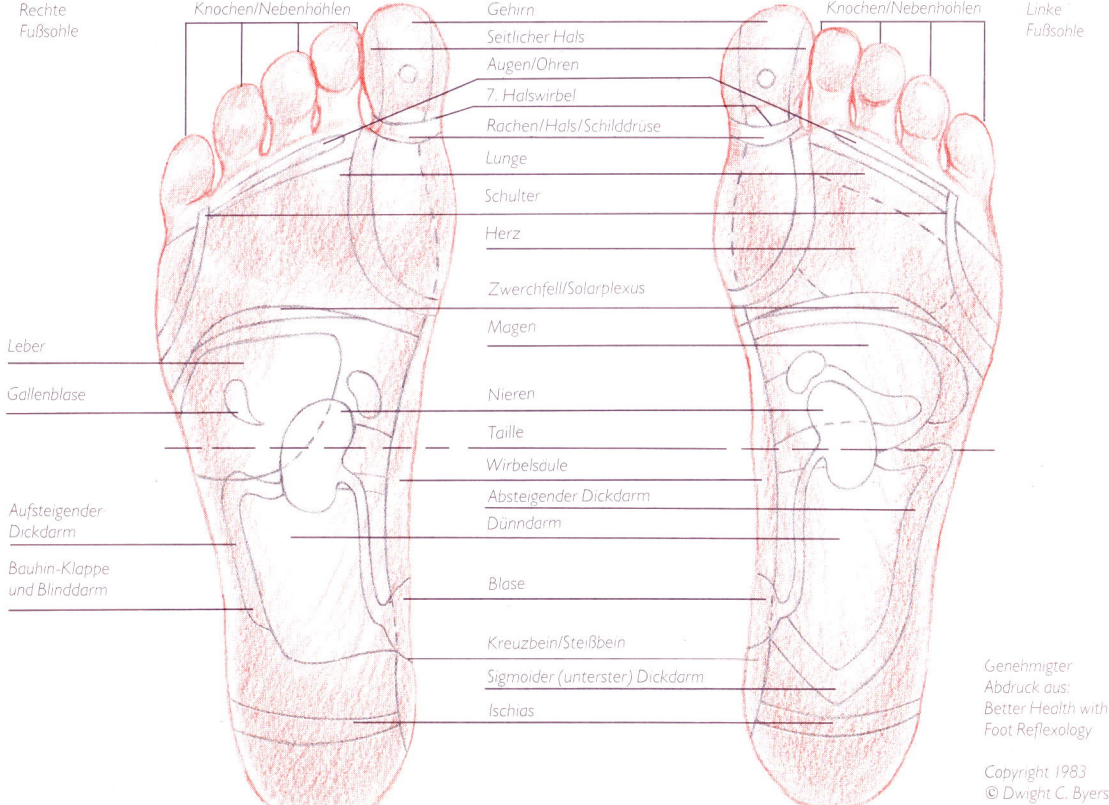

Rechte Fußsohle

Knochen/Nebenhöhlen

Gehirn
Seitlicher Hals
Augen/Ohren
7. Halswirbel
Rachen/Hals/Schilddrüse
Lunge
Schulter
Herz
Zwerchfell/Solarplexus
Magen

Knochen/Nebenhöhlen

Linke Fußsohle

Leber
Gallenblase

Nieren
Taille
Wirbelsäule
Absteigender Dickdarm
Dünndarm

Aufsteigender Dickdarm
Bauhin-Klappe und Blinddarm

Blase

Kreuzbein/Steißbein
Sigmoider (unterster) Dickdarm
Ischias

Akupunktur

Dabei handelt es sich um eine Heilmethode, die erstmals vor mehr als fünftausend Jahren in China angewendet wurde und inzwischen auch in den Ländern des Westens praktiziert wird. Sie basiert auf dem Konzept, daß in unserem Körper unentbehrliche Lebenskräfte oder Energieströme fließen, das sogenannte »Chi«.

Das Chi fließt über bestimmte Bahnen, die Meridiane, durch unseren Körper (siehe gegenüberliegende Seite), die mit den verschiedenen Organen assoziiert werden. Um ein gesundes Leben zu führen, muß die Energie frei fließen können. Ein Akupunkteur benutzt sehr feine Nadeln, um bestimmte Punkte auf den Meridianen zu stimulieren. Auf diese Weise beseitigt er Blockierungen und Unausgewogenheiten und stellt das natürliche Gleichgewicht wieder her.

Die Akupunktur wird nur von Experten durchgeführt. Sie vermag erstaunliche Erfolge bei der Behandlung einer breiten Skala von Funktionsstörungen zu erreichen, beispielsweise bei Blasen- und Nierenproblemen, Schmerzzuständen, Bluthochdruck, Verdauungsstörungen, Hautproblemen und Müdigkeit. Sie kann auch zur Anregung der Wehentätigkeit oder zur Wendung des Ungeborenen eingesetzt werden, wenn es sich kurz vor der Geburt noch in der ungünstigen Steißlage befindet. Regelmäßige Sitzungen werden Ihnen helfen, während der Schwangerschaft gesund und energetisch ausgewogen zu bleiben.

Was Sie erwartet

Zu Beginn der Sitzungen will der Akupunkteur Einzelheiten aus Ihrer medizinischen Vorgeschichte wissen und Ihnen vielleicht Fragen über Ihren Lebensstil und Ihr allgemeines Wohlbefinden stellen. Er begutachtet dann Ihr äußeres Erscheinungsbild und fühlt Ihren Puls, um Unausgewogenheiten im Energiehaushalt festzustellen. Im Anschluß daran müssen Sie hinderliche Kleidungsstücke ausziehen und sich hinlegen. In der Schwangerschaft ist es ratsam, während der Behandlung die Seiten- oder Rückenlage einzunehmen – wobei ein großes Kissen unter den Knien als Stütze dient – oder sich aufrecht hinzusetzen (siehe Seite 42).

Sie werden nun aufgefordert, sich zu entspannen und tief zu atmen, während der Akupunkteur einige feine Nadeln in bestimmte Punkte auf den Meridianen setzt. Dieses Verfahren ist schmerzlos, da die Nadeln in der Regel lediglich in die oberen Hautschichten eindringen. Sie sollten jedoch nicht überrascht sein, wenn sie in einem Körperbereich gesetzt werden, in dem Sie keine Symptome haben; jeder Punkt auf einem bestimmten Meridian kann nämlich stimuliert werden, um das ihm entsprechende Organ zu beeinflussen. Sobald die Nadeln plaziert sind, werden Sie kaum mehr als ein leichtes Kitzeln spüren, und während sich der Energiefluß verbessert, erfahren Sie eine erhebliche Steigerung Ihres Wohlbefindens. Die Nadeln werden entweder nach ein oder zwei Minuten entfernt oder verbleiben auch bis zu dreißig Minuten an Ort und Stelle. Das Herausziehen ist ebenfalls schmerzlos.

Dem Therapeuten stehen verschiedene Techniken zur Verfügung, um die jeweiligen Punkte zu stimulieren: beispielsweise Akupressur (siehe Shiatsu, Seite 62), Massage und Moxibustion, eine Form der Wärmebehandlung, bei der ein zigarrenförmiges Bündel getrockneter Blätter eines langsam brennenden Heilkrauts namens Moxa verwendet wird, das einen beißenden Geruch verbreitet. Das Ende des Bündels wird angezündet und jeweils einige Sekunden lang in geringem Abstand zum Körper gehalten, so daß die Hitze in den betroffenen Punkt eindringt, ohne jedoch die Haut zu verbrennen. Moxa kann auch kurz auf die Haut gelegt werden, und zwar so, daß es Hitze spendet, den Oberflächenbereich jedoch nicht versengt. Es kann auch am Ende einer Akupunkturnadel befestigt werden.

Vorsicht! Bestimmte Punkte sollten während der Schwangerschaft nicht bearbeitet werden. Deshalb ist es wichtig, einen Therapeuten aufzusuchen, der regelmäßig mit schwangeren Frauen arbeitet.

Im Körper befinden sich zwölf paarweise angeordnete Energiebahnen, oder Meridiane, zwei weitere verlaufen entlang der vorderen und hinteren Körpermittelachse. Das ganze System wird durch sechs zusätzliche Meridiane miteinander verknüpft. Die Energie, oder das Chi, fließt durch dieses Netzwerk von Meridianen und belebt jeden Teil des Körpers. Die Milz-, Magen- und Nierenmeridiane (orange eingezeichnet) versorgen die Gebärmutter, die Plazenta und das Baby während Schwangerschaft und Geburt.

a Dickdarm
b Lunge
c Milz
d Magen
e Niere
f Mittelachse
g Leber
h Gallenblase

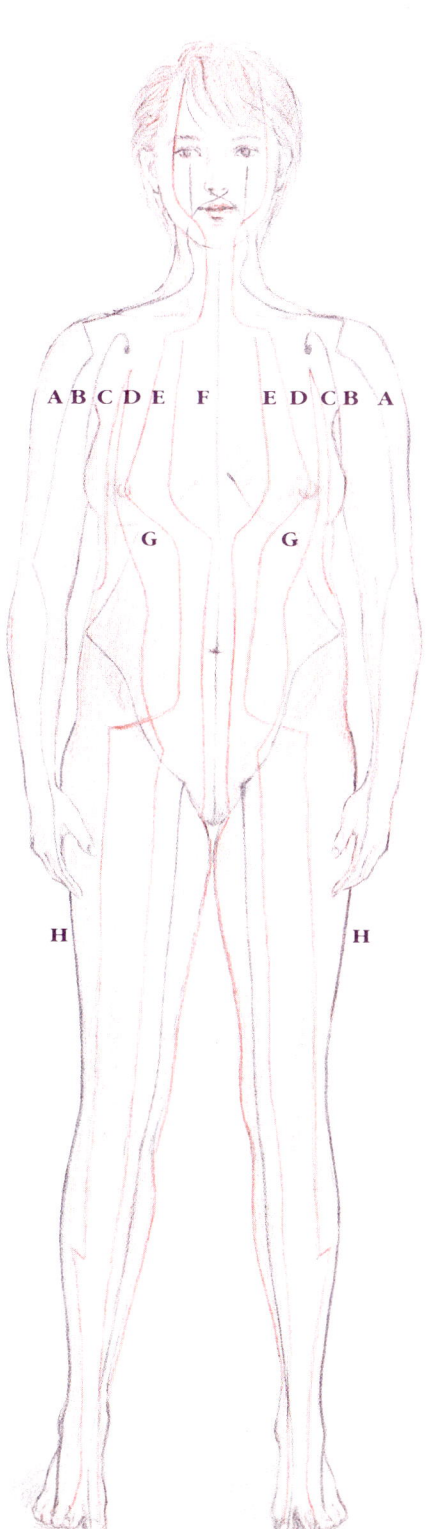

Shiatsu

Die Methode des Shiatsu (auch Akupressur genannt) hat sich aus dem *amna* entwickelt, der traditionellen Form der japanischen Massage. Hier werden die Akupunktur-Punkte auf den Meridianen nicht mit Nadeln, sondern durch Fingerdruck stimuliert. Die Grundtechniken des Shiatsu können zur wirksamen Selbsthilfe bei zahlreichen Beschwerden während der Schwangerschaft angewendet werden; um sich jedoch einer umfassenden Behandlung zu unterziehen, müssen Sie einen Heilpraktiker oder Arzt aufsuchen, der auf Shiatsu spezialisiert ist.

Was Sie erwartet

Auch hier wird man bei Ihrem ersten Besuch Ihre medizinische Vorgeschichte in allen Einzelheiten aufnehmen. Sodann wird man Sie bitten, sich nur leicht bekleidet in bequemer Position auf den Boden zu legen. In der Schwangerschaft fühlen Sie sich vermutlich in solchen Stellungen am wohlsten, wie sie in Kapitel 4 beschrieben wurden. Der Heilpraktiker übt nun vorsichtigen, aber festen Druck auf die Shiatsu-Punkte aus. Er benutzt dazu Finger, Daumen, Handflächen und manchmal auch Knie und Ellenbogen, wobei er in starkem Maß sein Körpergewicht einsetzt.

(Wenn die Shiatsu-Grundtechniken zur Selbstbehandlung bei spezifischen, in Kapitel 6 geschilderten Beschwerden angewendet werden, sollten Sie sich an die dort gegebenen Anweisungen halten.)

Vorsicht! Shiatsu sollte während der Schwangerschaft nicht am Unterleib angewendet werden. Außerdem sollte direkter Druck auf die Krampfadern sowie im letzten Drittel der Schwangerschaft starker Druck auf die Beine überhaupt vermieden werden.

Phytotherapie (Kräuterheilkunde)

In der Phytotherapie wird eine breite Vielfalt wildwachsender Früchte und Pflanzen verwendet, die blutreinigende und heilende Eigenschaften besitzen. Diese Therapie ist vielleicht die älteste uns bekannte Heilkunst. Kräuter nehmen Substanzen aus dem Erdreich auf, die Ihr Körper benötigt. Sie können den allgemeinen Gesundheitszustand merklich verbessern, Ihre Lebensenergie stärken und die körpereigenen Heilkräfte stimulieren. Sie lassen sich völlig gefahrlos und erfolgreich zur Behandlung einer Reihe weit verbreiteter Beschwerden verwenden. Die einzelnen Heilmittel werden entweder aus der ganzen oder einem bestimmten Teil der Pflanze gewonnen. Auf diese Weise schließt man unangenehme Nebenwirkungen aus, die manchmal auftreten können, wenn ein Wirkstoff isoliert und in konzentrierter Dosis verordnet wird, wie es in der modernen Medizin oft der Fall ist.

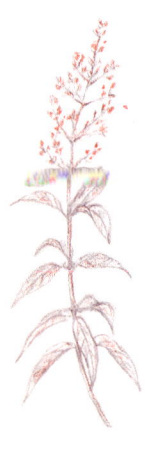

Was Sie erwartet

Wenn Sie zum ersten Mal einen Heilpraktiker oder Arzt aufsuchen, der auch auf Phytotherapie spezialisiert ist, werden Sie nach Einzelheiten in Ihrer medizinischen Vorgeschichte befragt. Anschließend müssen Sie sich einer Generaluntersuchung unterziehen, zu der auch das Messen von Blutdruck, Puls und Herzfrequenz gehören. Unter Umständen stellt man Ihnen auch Fragen zu Ihrem seelischen Befinden.

Einige Heilkräuter haben eine extrem starke Wirkung und müssen von einem Fachmann verordnet und strikt nach Anweisung eingenommen werden. Ein Tonikum, bestehend aus Cramp Bark (amerikanische Schneeballart), Einhornwurzel, Frauenwurzel und Rebhuhnbeere (alte indianische Heilkräuter), kann beispielsweise während der letzten drei Schwangerschaftsmonate Uterus und Gebärmuttermund wirksam auf die Geburt vorbereiten.

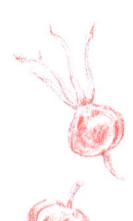

Viele Phytotherapeuten stellen ihre pflanzlichen Arzneien, ihre Stärkungsmittel, Salben und Tinkturen, selbst her und mischen die getrockneten Heilkräuter nach eigener Rezeptur. Auch Sie können einige der bekannteren Kräuter selber pflücken und getrocknet oder frisch für die Zubereitung eines Aufgusses (Absud) oder einer Abkochung verwenden. Das sind die gebräuchlichsten Arten, pflanzliche Arzneimittel selbst herzustellen. Es ist jedoch wichtig, sich an die empfohlenen Mengen zu halten, da ein starker oder schwacher Absud desselben Heilkrauts völlig unterschiedliche Wirkung haben kann.

Für einen schwachen Absud nehmen Sie 14 Gramm Blätter, Blüten oder Stengel einer getrockneten oder 28 Gramm einer frisch gepflückten Pflanze. Gießen Sie 560 Milliliter kochendes Wasser darüber, rühren Sie die Mischung um, und lassen Sie sie zehn bis 15 Minuten ziehen, bevor Sie sie trinken. Für eine Abkochung brauchen Sie 28 Gramm getrocknete Rinde, Wurzeln, Nüsse oder Kerne, entweder zu Pulver zermahlen oder zerkleinert. Nehmen Sie bei Verwendung frischer Zutaten die doppelte Menge. Fügen Sie 850 Milliliter kaltes Wasser hinzu, lassen Sie die Mischung kurz aufkochen und anschließend 20 bis 30 Minuten simmern, bis sich die Wassermenge verringert hat und die Wurzeln weich sind. Kräuter können auch in Form von Tabletten, Sirup, Tinkturen – normalerweise als Badewasserzusatz äußerlich angewendet –, Salben, Cremes, Kompressen oder (Brei-)Umschlägen verwendet werden.

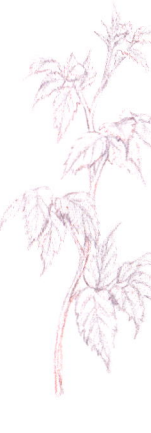

Vorsicht! Sämtliche in diesem Buch empfohlenen Heilkräuter wurden auf ihre Verträglichkeit während der Schwangerschaft erprobt und getestet. Dennoch sollten Sie sich von einem Fachmann beraten lassen, wenn Sie sich nicht ganz sicher sind, ob ein bestimmtes Heilkraut für die Selbstbehandlung verwendet werden darf. Setzen Sie auch Ihren Arzt unbedingt davon in Kenntnis, welche pflanzlichen Arzneimittel Sie zu nehmen beabsichtigen.

Folgende Kräutertees, die in Reformhäusern erhältlich sind, stellen insbesondere während der Schwangerschaft einen köstlich schmeckenden, gesundheitsfördernden Ersatz für Schwarztee und Kaffee dar. Es ist jedoch zu empfehlen, in der Teemischung Ihrer Wahl gelegentlich zu variieren und keine übermäßigen Mengen eines bestimmten Aufgusses zu trinken.

Himbeerblättertee ist in der Schwangerschaft besonders zuträglich und trägt zur Kräftigung der Gebärmutter bei
Kamillentee wirkt beruhigend, fördert Schlaf und Verdauung
Lindenblütentee hat beruhigende und schlaffördernde Wirkung
Pfefferminztee ist anregend, belebend und verdauungsfördernd; Sie sollten jedoch darauf verzichten, wenn Sie homöopathische Arzneimittel einnehmen
Zitronenverbena-Tee wirkt leicht anregend und erfrischend
Brennesseltee enthält viel Eisen und reinigt das Blut; er ist ein ausgezeichnetes Stärkungsmittel während der Schwangerschaft, beseitigt Krämpfe in den Beinen und stärkt die Nieren
Fencheltee, Rotulmentee, Japanischer Bancha- oder *Kukichatee* (Reformhaus) beruhigen den Magen und fördern die Verdauung
Mu-Tee wirkt belebend und stärkend
Löwenzahnwurzel-Kaffee ist ein leicht harntreibendes Mittel, das die Leber reinigt

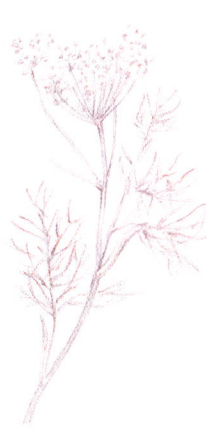

Vorsicht! Im Übermaß getrunken, kann Kamillentee (deutsche Kamille) Übelkeit verursachen.

Bach-Blüten-Therapie

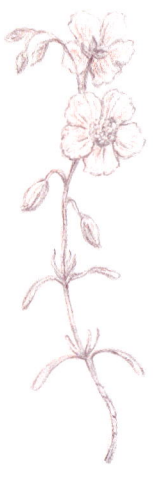

Hierbei geht es in der Hauptsache um den emotionalen Zustand eines Menschen und weniger um körperliche Störungen. Man geht bei dieser Therapieform von der Annahme aus, daß Krankheit ihre Wurzeln in Stimmungen und Gefühlen hat und der Heilungsprozeß spontan einsetzt, wenn sich der seelische Zustand bessert. Das System der 38 Blüten-Essenzen, bestehend aus den Wirkstoffen verschiedener wildwachsender Pflanzen, Bäume und Sträucher, wurde um 1930 von dem walisischen Arzt Dr. Edward Bach entwickelt. Sie werden nach ihrer Wirksamkeit in bezug auf bestimmte vorherrschende Gefühlszustände – zum Beispiel Einsamkeit, Angst, Unsicherheit, Mutlosigkeit, Kummer, Wut, Schuldgefühle oder Schock – verschiedenen Gruppen zugeordnet.

Was Sie erwartet

Mit Hilfe eines Buchs, in dem die Anwendungen der jeweiligen Blüten-Essenzen genau beschrieben werden, kann es Ihnen möglicherweise gelingen, Ihre Beschwerden selbst zu behandeln. Falls Sie sich unsicher fühlen, sollten Sie jedoch einen Heilpraktiker aufsuchen, der auf die Bach-Blüten-Therapie spezialisiert ist. Da alle Essenzen völlig ungefährlich sind, können Sie sie in der Schwangerschaft bedenkenlos einnehmen. Wie homöopathische Arzneimittel werden sie in verdünnter Form und in einer geringfügigen Menge Alkohol gelöst verabreicht. Entweder geben Sie vier Tropfen in ein Glas Wasser, das Sie in kleinen Schlucken trinken, oder Sie träufeln mit Hilfe eines Tropfenzählers eine kleine Menge auf die Zunge, hinter die Ohren oder auf den Puls an den Handgelenken. Damit die Behandlung Wirkung zeitigt, müssen Sie die Blüten-Essenzen unter Umständen über mehrere Wochen regelmäßig einnehmen oder auftragen.

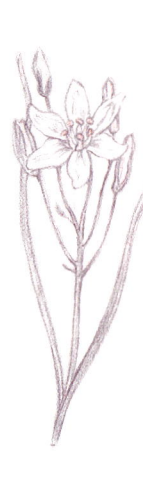

Etwas ganz Besonderes ist die Essenz »Rescue«, die sogenannten Notfall- oder Erste-Hilfe-Tropfen. Sie bestehen aus Cherry Plum (Kirschpflaume), Clematis (Weiße Waldrebe), Impatiens (Drüsentragendes Springkraut), Rock Rose (Gelbes Sonnenröschen) und Star of Bethlehem (Doldiger Milchstern). Sie entfalten unmittelbare Wirkung nach einem Schock oder Unfall und haben sich auch in Streßsituationen hervorragend bewährt. Während der Schwangerschaft ist zu empfehlen, stets ein kleines Fläschchen bei sich zu haben, falls sich Übelkeit oder das Gefühl einer nahenden Ohnmacht einstellen sollte. Sie helfen darüber hinaus bei Schlaflosigkeit und dürfen auch während der Wehen eingenommen werden. In Creme- oder Salbenform können sie wahre Wunder bei Stichen, Bissen und Verbrennungen bewirken. Außerdem verschaffen sie Linderung bei Hautausschlägen und Juckreiz.

Homöopathie

Der deutsche Arzt Samuel Hahnemann begründete 1790 diese besondere Art der Heilkunde. Im Unterschied zur orthodoxen Medizin werden aus homöopathischer Perspektive Krankheitssymptome als der positive Versuch des Körpers angesehen, sich aus eigener Kraft von der Krankheit zu befreien. Folglich werden Heilmittel verschrieben, welche die Symptome eher verstärken als unterdrücken. Während die Schulmedizin Verstopfungen beispielsweise mit einem Abführmittel behandelt, wird von einem Homöopathen eine Arznei in minimaler Dosierung verordnet, die bei einem gesunden Menschen eine Verstopfung verursachen könnte. Auf diese Weise wird der Körper weiter stimuliert, zu reagieren und seine eigenen Heilkräfte freizusetzen. Diese Sichtweise beruht auf dem wichtigsten Grundsatz der Homöopathie, auch als Ähnlichkeits- oder Simileprinzip bekannt: Es besagt, daß eine krankmachende Substanz, in ausreichend niedrigen Dosen verabreicht, dieselbe Krankheit oder Krankheitssymptome auch zu heilen vermag.

Diese niedrigen Dosierungen, auch Minimaldosierungen genannt, werden erreicht, indem eine bestimmte Substanz mehrmals diluiert (= verdünnt) und vor jeder neuen Dilution kräftig geschüttelt wird. Dieser Schüttelprozeß, den man auch als Dynamisieren bezeichnet, setzt die Heilkraft einer Essenz frei, während der Dilutionsprozeß Nebenwirkungen vorbeugt.

Je mehr das Medikament gemäß dieser Zubereitungsmethode verdünnt wurde, desto stärker ist seine Wirkung, so daß bereits eine winzig kleine Menge ausreicht, um den gewünschten Effekt zu erzielen. Eine Ursubstanz oder -essenz in der Verdünnung 1:99 nennt man eine C 1-Potenz (C steht für »centesimal« = 100). Für die Selbstbehandlung werden vornehmlich C 6–C 30-Potenzen empfohlen. Höhere Dosierungen müssen von einem Homöopathen verordnet werden. In Deutschland setzen sich auch allmählich die sogenannten D-Potenzen (= Dezimalpotenzen) durch.

Mit homöopathischen Arzneimitteln lassen sich gute Erfolge bei der Behandlung von Übelkeit, Erbrechen, bei Erkrankungen der Atemwege und des Verdauungstrakts, bei Harnproblemen, Anämie, Lymphstaus, Bluthochdruck, psychischen Problemen und einer Vielzahl weiterer Störungen erzielen. Und sie können auch dazu beitragen, Ihren Körper auf die Geburt vorzubereiten.

Was Sie erwartet

Wenn Sie das erste Mal einen Homöopathen aufsuchen, werden Sie wahrscheinlich erstaunt sein über die vielen Fragen, die man Ihnen stellt. Es gibt viele verschiedene Heilmittel für jede einzelne Störung. Der Homöopath muß versuchen, unterschiedliche Aspekte Ihres Zustands, beispielsweise Trinkverhalten, bevorzugte Nahrung, Stimmung, Art der Schmerzen und so weiter einzubeziehen, um eine endgültige Diagnose stellen zu können. Er empfiehlt Ihnen vielleicht ein homöopathisches Mittel zur Kräftigung Ihrer allgemeinen Konstitution, wobei nicht nur körperliche Symptome berücksichtigt werden, sondern auch Charaktereigenschaften und Veranlagung. Der Begriff »Konstitutionsbehandlung« (siehe Kapitel 6) bezieht sich auf diese Vorgehensweise.

Um ihre Wirkung entfalten zu können, müssen die homöopathischen Arzneimittel genau nach Anweisung und über den vorgeschriebenen Zeitraum eingenommen werde (siehe unten). Falls der Körper auf eine Selbstbehandlung nicht anspricht und die Symptome nicht abklingen, ist es ratsam, einen Homöopathen aufzusuchen. Nicht selten verstärkt ein homöopathisches Mittel zeitweilig die Symptome. Das ist ein gutes Zeichen, und Sie sollten es zu diesem Zeitpunkt absetzen, da jetzt in der Regel eine stetige Besserung Ihrer Beschwerden folgt. **Konsultieren Sie immer einen Homöopathen bei chronischen Beschwerden oder falls es sich um schwere Symptome handelt, die nicht ohne weiteres auf eine Selbstbehandlung ansprechen.**

Was Sie bei der Einnahme homöopathischer Mittel beachten sollten:

○ Lagern Sie die Arzneimittel an einem dunklen, kühlen Ort; halten Sie sie von starken Gerüchen fern, wie beispielsweise Kampfer oder Eukalyptus.
○ Kaffee und Pfefferminztee heben die Wirkung mancher Arzneimittel auf und sollten während der Behandlung gemieden werden.
○ Zwanzig Minuten vor und nach der Einnahme des Mittels sollten Sie weder essen noch trinken (mit Ausnahme von Wasser) oder sich die Zähne putzen.
○ Legen Sie weiche Tabletten oder Pulver unter die Zunge, wo sie liegenbleiben, bis sie sich aufgelöst haben; harte Tabletten sollten eine Weile gelutscht und dann zerkaut werden.
○ Nehmen Sie keine homöopathischen Mittel mit einer höheren Potenz als C 30, ohne daß Sie von einem Homöopathen verordnet wurden.

Aromatherapie

In der Aromatherapie werden ätherische Öle verwendet, um einen Zustand der Entspannung herbeizuführen, das Energieniveau anzuheben und die Harmonie zwischen Geist, Körper und Seele wiederherzustellen. Die Öle bestehen aus reinen aromatischen Essenzen, die aus Blumen, Bäumen, Früchten und Kräutern gewonnen werden. Sie sind hochgradig wirkungsvoll, stark duftend und verflüchtigen sich schnell. Sie lassen sich inhalieren, als Massagemittel, als Badewasserzusatz und in Form von Kompressen oder in Zerstäubern verwenden.

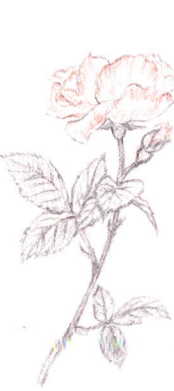

Werden die ätherischen Öle inhaliert, stimulieren sie über die Geruchsnerven denjenigen Bereich des Gehirns, der für die Regulierung des autonomen Nervensystems und des Hormonhaushalts zuständig ist. Über die Lungen und die Haut gelangen sie auch in den Blutkreislauf und die inneren Organe. Manche ätherischen Öle kommen dem gesamten Organismus zugute, während andere spezifische Funktionen haben. Neroli (Orangenblüten) und Lavendel beispielsweise fördern das Zellwachstum und sind aus diesem Grund für die Schwangerschaft besonders wichtig. Aus der breiten Palette der im Handel erhältlichen ätherischen Öle werden manche wegen ihrer heilenden Eigenschaften und als Antiseptikum verwendet, andere als Stimulanzien oder als verdauungsfördernde, harntreibende oder Entgiftungsmittel.

Die Aromatherapie ist aufgrund der vorteilhaften Wirkung der ätherischen Öle auf das autonome Nervensystem ein ausgezeichnetes Heilverfahren bei nervösen Erschöpfungszuständen und Streß. Sie kann auch erfolgreich zur Behandlung von Beschwerden eingesetzt werden, die sich über die Haut beeinflussen lassen, des weiteren bei Bluthochdruck, Schlaflosigkeit, Übelkeit, Schwangerschaftsstreifen, Lymphstaus, Blasenentzündung, Infektionen im Vaginalbereich und Krampfadern. Während der Schwangerschaft ist es ratsam, einen ganzheitlich orientierten Heilpraktiker zu konsultieren, der sich auf die Aromatherapie spezialisiert hat und die fachliche Qualifikation besitzt, ein breites Spektrum gesundheitlicher Beschwerden zu behandeln. Andere Aromatherapeuten verordnen die ätherischen Öle vielleicht vornehmlich zur kosmetischen Behandlung oder ganz allgemein zur Entspannung; sie besitzen zumeist keine nachweisliche Befähigung, die für eine Schwangerschaft typischen Beschwerden zu behandeln.

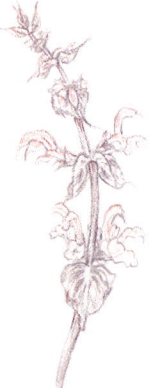

Was Sie erwartet

Zu Beginn der Sitzung wird Ihre medizinische Vorgeschichte sorgfältig notiert. Dann bittet man Sie, sich auszuziehen und auf die Massageliege zu legen, zugedeckt mit einem angewärmten Handtuch. Der Heilpraktiker stellt eine Mischung aus verschiedenen Ölen für Sie zusammen und benutzt diverse Massagetechniken, einschließlich Shiatsu und Reflexzonenmassage, die in der Schwangerschaft besonders wirksam sind. Die Intensität der Massage und die behandelten Körperteile können je nach persönlichen Bedürfnissen und Bequemlichkeit variieren. Vielleicht schlägt man Ihnen auch vor, die Aromatherapie zu Hause fortzusetzen. Die Preise der ätherischen Öle schwanken beträchtlich. Manche sind sehr teuer, aber sie halten lange vor, da bei jeder Behandlung nur geringe Mengen verbraucht werden.

Ein entspannendes Bad mit aromatischen Essenzen

Wählen Sie eins oder zwei der unten genannten ätherischen Öle aus. Geben Sie insgesamt drei oder vier Tropfen in Ihr Badewasser.

Duftnoten: Scharlachsalbei, Lavendel, Zitronengras, Sandelholz, Storchschnabel, Rose, Jasmin, Ylang-Ylang, Limone, Bergamotte, Orange oder Rosenholz.

Vorsicht! Während der Schwangerschaft sollten folgende Öle vermieden werden: Oregano, herkömmlicher Salbei, Bohnenkraut, Thymian, Wintergrün, Basilikum, Nelken, Ysop, Majoran, Myrrhe, Zimtrinde und Flohkraut.

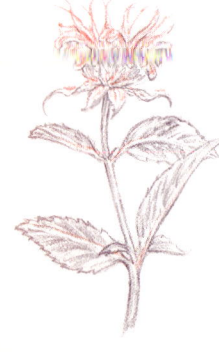

Hypnotherapie

Hier werden mentale Entspannungstechniken angewandt, die unser Bewußtsein veranlassen, auf Selbstkontrolle zu verzichten, und unser Unbewußtes somit offener für die Suggestionen des Therapeuten machen. Diese Hypnotherapie kann Ihnen helfen, mit Schmerzen und psychischen Problemen umzugehen und streßbedingte Spannungszustände abzubauen. Sie wird auch eingesetzt, wenn Sie das Rauchen aufgeben, den Alkoholkonsum einschränken oder Prüfungsangst überwinden wollen.

Was Sie erwartet
Zu Beginn der Sitzung wird Ihre Vorgeschichte aufgezeichnet, und man bittet Sie, sich auf eine Couch zu legen. Damit Sie sich entspannen und in einen Trancezustand kommen können, suggeriert Ihnen der Therapeut mit langsamen, ruhigen Worten, sich auf ein visualisiertes Bild zu konzentrieren, sich eine Abwärtsbewegung vorzustellen oder in Reihenfolge zu zählen. Er wird dann versuchen, Ihnen mit positiven Suggestionen zu helfen, einen Weg zur Beseitigung Ihres Problems zu finden. Im Anschluß daran werden Sie langsam aus der Trance geholt; Sie werden sich ruhig und entspannt fühlen. Für den Hausgebrauch kann die Selbsthypnose ebenfalls erlernt werden.

Psychotherapie und psychologische Beratung

Therapien dieser Art sind dann empfehlenswert, wenn Sie Hilfe bei der Bewältigung tiefgehender psychischer Probleme brauchen. Derartige Schwierigkeiten können in Ihrer embryonalen Entwicklungsphase, in einem Geburtstrauma, in frühester Kindheit, im Jugendalter oder in einer aktuellen Krise wurzeln.

Psychologische Berater sind in der Regel auf bestimmte Bereiche spezialisiert, beispielsweise auf Ehe- oder Familienberatung; sie können Ihnen also dabei helfen, aktuelle spezifische Probleme in den Griff zu bekommen. Die Psychotherapie unterscheidet sich von der psychologischen Beratung in der Hinsicht, daß der Psychotherapeut aufgrund seiner Ausbildung befähigt ist, einen Kontext herzustellen, in dem Sie Ihr Gefühlsleben in aller Tiefe erforschen können. Dazu ist der Aufbau einer engen, dauerhaften Beziehung zwischen Ihnen und Ihrem Therapeuten unerläßlich, die Ihnen genügend Sicherheit und Vertrauen vermittelt, um Ihre verborgensten Gefühle zu offenbaren, denn nur auf diese Weise kann ein Heilungsprozeß in Gang gesetzt werden. Während der Schwangerschaft kann eine Psychotherapie überaus wertvoll sein; sie trägt dazu bei, Ordnung in verwirrte Gedanken zu bringen, sich selbst zu akzeptieren und Depressionen vorzubeugen.

Was Sie erwartet
Bei einer psychologischen Beratung findet ein zwangloses Gespräch statt, in dem Sie selbst entscheiden, wie weit Sie Ihre Gefühle offenbaren wollen.

In einer Psychotherapie-Sitzung werden Sie gebeten, sich zu setzen oder hinzulegen. Die meisten Therapeuten halten sich an die Technik der »spürbaren Präsenz«: Sie beschränken sich darauf, aufmerksam zuzuhören und nur bei Bedarf Hilfestellung zu leisten, so daß sich der Gesundungsprozeß in seiner eigenen Dynamik vollziehen kann. Manche Therapeuten arbeiten mit Körper- oder Atemtechniken, um dem Patienten zu helfen, seine unterdrückten Gefühle freizusetzen. Die Sitzungen finden regelmäßig statt, erstrecken sich meist über einen langen Zeitraum und können zu erstaunlich positiven Resultaten führen.

Kapitel 6

GANZHEITLICH HEILEN

Ihr Körper ist von Natur aus in der Lage, sich den dynamischen physiologischen Veränderungen der Schwangerschaft anzupassen, und Sie werden diese Zeit vielleicht als eine Periode ausgesprochenen Wohlbefindens erleben. Wenn Sie sich richtig ernähren, viel Gymnastik treiben und mit Ihren Gefühlen in Kontakt bleiben, tragen Sie aktiv dazu bei, Ihre körperliche und emotionale Gesundheit zu stabilisieren. Dennoch treten manchmal Beschwerden oder Probleme auf, die am besten im Frühstadium behandelt werden, bevor sie sich zu ernsthaften gesundheitlichen Störungen auswachsen. Natürliche Heilmittel und -verfahren stellen eine gefahrlose, wirksame, chemiefreie Alternative zur orthodoxen medizinischen Behandlung dar und können die normale Schwangerschaftsvorsorge ergänzend begleiten.

Falls Sie unter einer der gegenüberliegend aufgelisteten Beschwerden leiden, schlagen Sie die dort angegebene Seite auf. Unter der jeweiligen Überschrift finden Sie dann eine Beschreibung der Symptome und ihrer möglichen Ursachen, Empfehlungen für eine Selbstbehandlung und Ratschläge, welche Therapien in Betracht kommen, falls Sie die Hilfe eines Arztes oder Heilpraktikers brauchen. Wo es angebracht ist, werden auch Hinweise für vorbeugende Maßnahmen gegeben.

Ob Sie sich nun für die Selbsthilfe oder eine professionelle Behandlung entscheiden – beginnen sollten Sie mit der Therapie und den Mitteln, die Ihnen persönlich am meisten zusagen; das können beispielsweise Heilkräuter sein oder auch homöopathische Verabreichungen. Sie können diese verschiedenen Therapien auch erfolgreich kombinieren, sollten sich aber bei eventuellen Unklarheiten mit einem Fachmann über die Vorgehensweise beraten.

Wenn Sie sich an den Ratschlägen zur Selbsthilfe in diesem Buch orientieren wollen, um bestimmte Beschwerden zu Hause zu behandeln, finden Sie eine Reihe alternativer Heilmittel unter einer Überschrift zusammengefaßt – zum Beispiel drei bis vier Heilkräuter oder drei verschiedene homöopathische Mittel, unter denen Sie auswählen können. Der Grund dafür ist, daß jeder Mensch anders auf solche Arzneien anspricht. Fangen Sie mit einem Mittel an, und beobachten Sie ungefähr eine Woche lang, ob sich die Symptome bessern, bevor sie ein anderes ausprobieren. Gleichgültig, mit welcher Behandlungsform Sie beginnen, zunächst sollten Sie noch einmal in Kapitel 5 nachlesen, wie die gewählte Therapie im einzelnen verläuft, und was Sie erwartet, wenn Sie einen Spezialisten in diesem Fachbereich konsultieren. Wenn Sie die richtige Heilmethode gewählt haben, müßten sich zumindest Anzeichen einer positiven Reaktion zeigen. Klingen die Symptome jedoch nicht ab, sollten Sie es mit einem anderen Heilverfahren versuchen. Es ist keineswegs ungewöhnlich, daß man mit mehreren Therapien experimentiert, bevor man die richtige gefunden hat.

Vorsicht! Die Informationen in diesem Kapitel sollten nicht zur Selbstdiagnose verwendet werden. Sie sollten stets mit Ihrem Arzt, Heilpraktiker oder der Hebamme über Ihre Symptome sprechen und über die Behandlungsformen, die Sie in Betracht ziehen. Auch wenn Sie in irgendeiner Weise unsicher sind, ist es ratsam, einen Fachmann zu konsultieren.

Index physischer und psychischer Störungen

Um Ihnen das Nachschlagen zu erleichtern, sind die im weiteren beschriebenen gesundheitlichen Beschwerden und Störungen in alphabetischer Reihenfolge aufgelistet worden. Innerhalb der Kapitel wurden die einzelnen Störungen grob in psychische und physische Erkrankungen gruppiert.

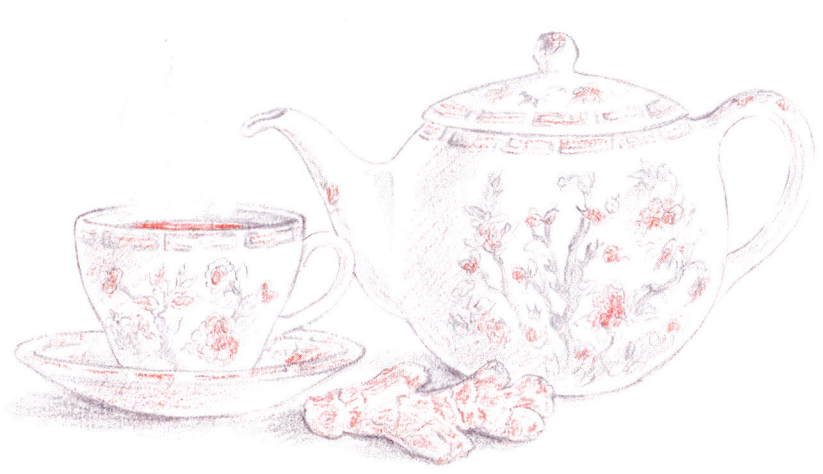

Angstgefühle

Bis zu einem gewissen Grad ist die Angst Bestandteil des normalen Lebens und wird sich vermutlich auch einstellen, wenn Geburt und Elternschaft näherrücken. Ein anhaltendes Gefühl der Unsicherheit, Besorgnis oder Angst sollte jedoch ernstgenommen werden. Ständige Angstzustände können eine Reihe von Beschwerden hervorrufen, einschließlich Kopfschmerzen, Muskelverspannungen, Verdauungsstörungen, Hautausschlag, Infektionen, Bluthochdruck, Schlaflosigkeit, Depressionen und Herzklopfen, oder sich zu Panikanfällen oder Phobien ausweiten. Die Ursache Ihrer Angst liegt möglicherweise in früheren Erlebnissen, in gegenwärtigen Konflikten oder in der Unsicherheit im Hinblick auf die Zukunft.

Professionelle Behandlung Wenn Sie unter starken Angstgefühlen leiden, ist es ratsam, die Hilfe eines psychologischen Beraters oder Psychotherapeuten in Anspruch zu nehmen. *Kraniale Osteopathie:* In Kombination mit einer Psychotherapie kann diese Behandlung die Freisetzung unterdrückter Gefühle fördern. *Akupunktur:* Regelmäßige Sitzungen sorgen für ein Gleichgewicht des Energieflusses und schwächen die Symptome ab. *Hypnotherapie:* Positive Suggestionen unter Hypnose können hilfreich sein, sollten jedoch mit einer angemessenen psychologischen Beratung gekoppelt werden. *Homöopathie:* Um das richtige Arzneimittel für Ihre spezifischen Beschwerden zu finden, müssen Sie einen Homöopathen aufsuchen. Wenn Sie erschöpft oder nervös sind, wird man Ihnen vielleicht ein mineralsalzhaltiges Komplexmittel verordnen, das bei regelmäßiger Anwendung außerordentlich wirksam sein kann. *Bach-Blüten-Therapie:* Bei regelmäßiger Verordnung und Anwendung tragen die Bach-Blüten-Essenzen zum Abbau von Angstgefühlen bei.

Selbsthilfe Versuchen Sie, Ihren Problemen durch Gespräche mit Ihrem Partner oder einem nahestehenden Menschen auf den Grund zu gehen. Lassen Sie zu, daß Ihre Gefühle an die Oberfläche gelangen, und versuchen Sie bewußt, jeglichen Streß im Alltag abzubauen. Treiben Sie regelmäßig Gymnastik (siehe Seite 30–41), und nehmen Sie sich Zeit für Tiefenatmungs-, Meditations- und Entspannungsübungen (siehe Seite 18–21 und 42). Ernähren Sie sich ausgewogen und trinken Sie täglich beruhigende Kräutertees, beispielsweise Kamillen- oder Lindenblütentee (siehe Seite 63). *Homöopathie:* Wenn Sie Angst verspüren, nehmen Sie eine Tablette Aconitum C 6, um die Symptome abzuschwächen, und, wenn nötig, eine halbe Stunde später eine zweite. *Aromatherapie:* Für ein entspannendes, beruhigendes Bad setzen Sie dem Wasser zwei oder drei Topfen ätherischer Öle der folgenden Duftnoten zu: Kamille, Lavendel, Bergamotte, Melisse, Rose, Geranium (Storchschnabel) – oder eine Kombination aus zwei oder drei dieser Essenzen. *Shiatsu:* Druck auf die unten abgebildeten Shiatsu-Punkte kann Erleichterung bringen. Sie können die Shiatsu-Behandlung bei sich selbst ausführen oder Ihren Partner darum bitten.

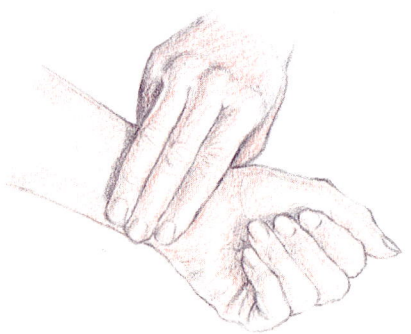

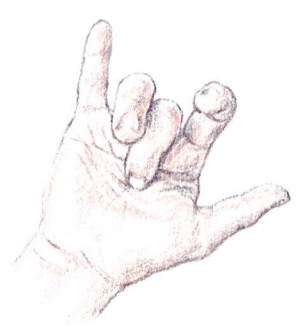

Shiatsu
a *Lokalisieren Sie den Punkt Pericardium 6 (PC 6) drei Fingerbreit von der ersten Handgelenkfalte auf der Innenseite des Arms. Der Punkt befindet sich hier zwischen den beiden Sehnen.*

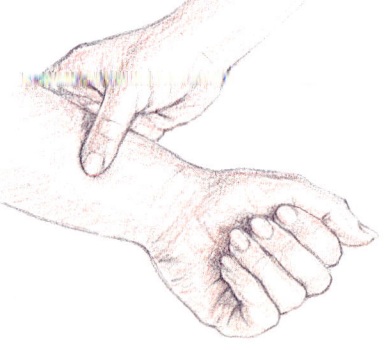

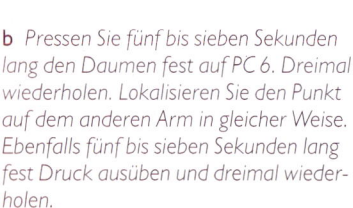

b *Pressen Sie fünf bis sieben Sekunden lang den Daumen fest auf PC 6. Dreimal wiederholen. Lokalisieren Sie den Punkt auf dem anderen Arm in gleicher Weise. Ebenfalls fünf bis sieben Sekunden lang fest Druck ausüben und dreimal wiederholen.*

c *Lokalisieren Sie den Punkt Pericardium 8 (PC 8), indem Sie den Mittelfinger beugen, bis er die Mitte der Handfläche berührt. Drücken sie fünf bis sieben Sekunden lang fest auf den Punkt; dreimal wiederholen. Wiederholen Sie denselben Vorgang am entsprechenden Punkt in der anderen Handfläche dreimal fünf bis sieben Sekunden lang.*

Depressionen

Wenn Sie zutiefst unglücklich oder depressiv sind, können sich folgende Symptome bemerkbar machen: Energieabfall, keine Lust, morgens aufzustehen oder aktiv zu werden, übermäßiges Weinen, düstere Lebensperspektive und Appetitmangel. Vielleicht fühlen Sie sich desorientiert und mutlos, traurig oder sogar wütend und frustriert. Es ist wichtig, einen Fachmann zu konsultieren, sowohl zu Ihrem eigenen Wohl als auch um Ihres ungeborenen Kindes willen.

Eine tiefe Depression hat ihre Wurzeln für gewöhnlich in Erlebnissen oder traumatischen Ereignissen der Vergangenheit, die nicht richtig verstanden oder aufgearbeitet worden sind. Die damit verbundenen Gefühle wurden möglicherweise unterdrückt. Es kann auch sein, daß irgend etwas in Ihrer gegenwärtigen Lebenssituation die Depression bewirkt – beispielsweise Krankheit oder Tod eines Familienmitglieds oder Probleme in der Beziehung zum Vater des Kindes. Zu den weiteren möglichen Ursachen gehören Einsamkeit, finanzielle Sorgen, in seltenen Fällen auch Lebensmittel-Allergien (siehe Seite 72).

Professionelle Behandlung Ein kompetenter Psychotherapeut, dem Sie Sympathie und Vertrauen entgegenbringen, kann Ihnen dabei helfen, Ihre unterdrückten Gefühle »rauszulassen«, verwirrende Gedanken zu ordnen und Konflikte zu lösen. Unter Umständen sind regelmäßige Sitzungen über einen längeren Zeitraum unerläßlich. **Meiden Sie nach Möglichkeit Antidepressiva oder Beruhigungsmittel, da diese Ihrem Baby schaden könnten.** *Kraniale Osteopathie, Akupunktur, Homöopathie, Phyto-* und *Aromatherapie:* Jedes dieser Heilverfahren kann Erfolg zeitigen, wenn es mit einer Psychotherapie gekoppelt wird.

Selbsthilfe Ein Gespräch mit einem nahestehenden Freund oder Angehörigen, einer Schwangerschaftsberaterin oder der Hebamme kann dazu beitragen, Ihnen über die Depression hinwegzuhelfen. Achten Sie auf eine gesunde, ausgewogene Ernährung und gönnen Sie sich viel Ruhe. Entspannungstechniken wie Tiefenatmung und Meditation (siehe Seite 18–21) in Kombination mit regelmäßiger Gymnastik (siehen Seite 30–41) bewirken ebenfalls, daß Sie sich besser fühlen. *Bach-Blüten-Therapie:* Verschiedene Blüten-Essenzen können die Depression mildern. Suchen Sie stets einen Fachmann auf, wenn Sie sich für diese Behandlungsform entscheiden. *Aromatherapie:* Ätherische Öle der Duftnoten Scharlachsalbei, Jasmin, Neroli oder Rose heben generell die Stimmung. Setzen Sie dem Badewasser zwei oder drei Tropfen eines Öls zu, oder verwenden Sie eine Kombination aus zwei Duftnoten.

Erschöpfungszustand

Zu Beginn der der Schwangerschaft fühlen Sie sich vielleicht schnell erschöpft. Normalerweise wachsen Ihre Kräfte während der folgenden Monate, aber vielleicht müssen Sie sich in den letzten Wochen vor der Entbindung doch öfter hinlegen. Wenn der Geburtstermin näherrückt, fällt es Ihnen möglicherweise schwer, nachts eine bequeme Stellung im Bett zu finden, und Ihr Schlaf wird durch den Drang zu urinieren unterbrochen. Anhaltende Erschöpfung ist jedoch ungewöhnlich und könnte auf Schmerzen, eine Anämie, Depressionen oder Ängste zurückzuführen sein.

Professionelle Behandlung Suchen Sie Ihren Arzt auf, um den Grund für die Erschöpfung zu finden. Behandeln Sie sämtliche Beschwerden oder Schmerzen, die Ihre Müdigkeit verursachen könnten (siehe Seite 84/85). *Akupunktur, Shiatsu* oder *Aromatherapie:* Diese Heilverfahren tragen wirksam dazu bei, den Energiefluß zu harmonisieren, Blockaden zu beseitigen und die Erschöpfung zu mildern.

Selbsthilfe Schlafen Sie viel. Ernähren Sie sich gesund und machen Sie sich keine Sorgen über eine Gewichtszunahme, solange sie sich im Rahmen hält (siehe Seite 83), denn die überschüssigen Pfunde verschwinden nach der Geburt von selbst. Nehmen Sie öfter kleine Portionen zu sich. Ein Multivitaminpräparat, ein mineralstoffhaltiges Tonikum und ein Vitamin B-Komplex-Präparat sind eine gute Ergänzung, während Gelee Royal eine wertvolle Energiequelle und generell ein hervorragendes Stärkungsmittel darstellt. Führen Sie jeden Tag Yogaübungen durch (siehe Seite 30–43) und halten Sie sich viel an der frischen Luft auf, wobei Sie die Wirkung der Körperübungen nach und nach durch Spaziergänge und Schwimmen verstärken können. Regelmäßige Massagen (siehe Seite 44/45) tragen ebenfalls dazu bei, Ihren Energiefluß anzuregen. *Homöopathie:* Nehmen Sie bis zu einer Woche lang dreimal täglich Kalium phosphoricum C 6. Falls keine Besserung eintritt, sollten Sie einen Homöopathen aufsuchen.

Entspannendes Massageöl
50 ml Traubenkern- oder Mandelöl
Ätherische Öle der Duftnoten Bergamotte,
Geranium und Sandelholz

Fügen Sie dem Basisöl Ihrer Wahl zwölf Tropfen Bergamotte-,
vier Tropfen Geranium- und neun Tropfen Sandelholzöl zu.
Verwenden Sie das Öl zur Ganzkörpermassage (siehe Seite 52–54) vor dem Zubettgehen.

Schlaflosigkeit

Daß man während der Schwangerschaft gelegentlich eine schlaflose Nacht verbringt, ist normal, aber Schlaflosigkeit kann zu Erschöpfung führen, wenn sie länger anhält. Sie hat unter Umständen tief verwurzelte Ursachen und steht mit Angstgefühlen oder tiefer Niedergeschlagenheit in Verbindung. Die Gründe können jedoch auch offenkundiger sein, beispielsweise eine Magenverstimmung, hochgradige Erregung, allgemeines Unbehagen, Schmerzen oder der häufige Drang zu urinieren. In vielen Fällen können Schlaflosigkeit und Sorgen zum Teufelskreis werden.

Professionelle Behandlung Falls die Schlaflosigkeit ihre Ursachen in psychischen Problemen hat, sollten Sie die Behandlungs- und Selbsthilfetips beherzigen, die auf den vorhergehenden Seiten unter Angstgefühle und Depressionen zu finden sind. *Hypnotherapie:* Ein kompetenter Therapeut kann Ihnen zeigen, wie Sie mittels Selbsthypnose einschlafen, und Ihnen auch helfen, unterdrückte Gefühle freizusetzen. *Akupunktur:* Sie ist eine der effektivsten Behandlungsformen bei Schlaflosigkeit und ein hervorragender Ersatz für Schlaftabletten. Außerdem sorgt sie für einen harmonischen Fluß der Energieströme und stärkt diejenigen Bereiche des Körpers, die durch Schlaflosigkeit erschöpft sind.

Selbsthilfe Essen Sie einige Stunden vor dem Zubettgehen die letzte, leicht verdauliche Mahlzeit. Meiden Sie Getränke mit aufputschender Wirkung wie Schwarztee und Kaffee; ein hervorragender Ersatz ist ein Kräutertee, beispielsweise Kamillen- oder Lindenblütentee. Nehmen Sie vor dem Schlafengehen ein Kalzium- und Magnesium-Zusatzpräparat ein oder trinken Sie ein kalziumreiches Getränk wie warme Milch.

Achten Sie darauf, daß Ihr Schlafzimmer gut belüftet und Ihr Bett bequem ist. Polstern Sie das Bett, falls nötig, mit ein paar zusätzlichen Kissen aus (siehe Seite 42). Machen Sie vor dem Schlafengehen die Übungen von Seite 30–41, und nehmen Sie anschließend ein entspannendes Bad. Eine Kopf- und Nackenmassage trägt dazu bei, Verspannungen zu beseitigen (siehe Seite 50/51). *Homöopathie:* Nehmen Sie vor dem Zubettgehen eine Tablette Passiflora C 5, Coffea Cruda C 5 oder Nux vomica C 6 und eine weitere, falls Sie während der Nacht aufwachen. Sollte die Schlaflosigkeit anhalten, empfiehlt es sich, einen Homöopathen aufzusuchen. *Bach-Blüten-Therapie:* Einige wenige Erste-Hilfe-Tropfen (Rescue Remedy), in warmem Wasser aufgelöst, tragen zur Entspannung bei, wenn Sie nicht einschlafen können. *Aromatherapie:* Fügen Sie dem Basisöl zwei oder drei Tropfen des schlaffördernden Lavendelöls bei, das Sie für eine Massage vor dem Zubettgehen benutzen. Oder probieren Sie es mit einem heißen Fußbad, dem Lavendelöl zugesetzt wurde, um den vom Kopf ausgehenden Energiestrom zu verstärken und somit den Schlaf herbeizuführen. *Phytotherapie:* Nehmen Sie vor dem Zubettgehen etwas Baldrian oder Passiflora; beides wirkt beruhigend und entspannend.

Allergien

Es kann sein, daß während der Schwangerschaft eine Allergie zum ersten Mal auftritt und sich eine Reihe unterschiedlicher Symptome zeigt. Haut- und Schleimhautreizungen sind weit verbreitete allergische Reaktionen. Auch wenn Sie unter schwerwiegenden Verdauungsproblemen leiden – beispielsweise Sodbrennen, Durchfall oder Verstopfung – oder ständig Blasenentzündungen und Erkältungen haben, könnte eine Allergie die Ursache sein. Depressionen, Müdigkeit, Schlaflosigkeit, Kopfschmerzen, speziell Migräne, und Asthma sind möglicherweise ebenfalls allergisch bedingt.

Falls bei Ihnen eine Allergie auftritt, reagieren Sie wahrscheinlich überempfindlich auf irgendeine Substanz (das Allergen) in Ihrem Umfeld oder in Ihrer Kost. Zu den häufigsten Allergenen gehören die Hausmilben in Staub und Tierfellen, Pollen, Lebensmittelzusätze, Milchprodukte, Weizen, Eier, Kaffee, Orangen sowie bestimmte Waschmittel und Kosmetika.

Prävention Achten Sie auf eine gesunde, ausgewogene Ernährung, die einen hohen Anteil frischer Vollwertkost enthält (siehe Seite 22–29), um die körpereigene Widerstandskraft zu stärken. Nehmen Sie ein Eisenpräparat und zusätzlich – zu einer anderen Tageszeit – ein Dragee Zincum metallicum in der Dosierung 15 bis 30 Milligramm ein.

Kochen Sie nicht in Aluminiumkochtöpfen, da sie laut neueren Forschungsergebnissen Allergien verursachen können. Wenn es in Ihrer Familie bereits Allergiker gab oder gibt, Sie also erblich vorbelastet sind, sollten Sie Ihr Baby nach der Geburt solange wie möglich stillen. Die Muttermilch enthält die sogenannten Immunglobuline, die das Immunsystem des Neugeborenen stärken und die Anfälligkeit gegenüber Allergien mindern.

Professionelle Behandlung Falls Sie glauben, an einer Allergie zu leiden, sollten Sie sich von einem Allergologen, in der Regel ist das ein Hautarzt, beraten lassen. Dieser wird wahrscheinlich Allergietests vornehmen, um das Allergen zu identifizieren, und zu vorbeugenden Maßnahmen raten. Es kann aber auch eine sogenannte Konstitutionsbehandlung erfolgen, die auf eine Verbesserung Ihrer körperlichen und seelischen Verfassung abzielt und so lange durchgeführt wird, bis die Symptome abklingen. Auch mit *Akupunktur, Homöopathie, Phyto-* oder *Aromatherapie* konnten bei der Behandlung von Allergien gute Erfolge erzielt werden.

Selbsthilfe Sobald die Ursache der Allergie feststeht, können Sie Maßnahmen einleiten, um das Allergen aus Ihrer Nahrung oder unmittelbaren Umgebung zu entfernen. Handelt es sich dabei um ein herkömmliches Erzeugnis wie Weizen, Eier oder Milchprodukte, müssen Sie Ihre Kost entsprechend umstellen. Achten Sie aber darauf, daß die von Ihnen gewählten Ersatzprodukte den gleichen Nährwert haben; lassen Sie sich, falls nötig, von einem Ernährungsspezialisten beraten. Sie können beispielsweise Sojaerzeugnisse und Pflanzenöle anstelle von Milchprodukten verwenden, aber vergewissern Sie sich, daß Sie Kalzium aus anderen Quellen zu sich nehmen. Weizen läßt sich durch Produkte aus anderen Getreidesorten und Eier durch pflanzliches Protein ersetzen. Nahrungsmittel, die Lebensmittelzusätze enthalten, erübrigen sich fraglos, wenn Sie frische, nicht veredelte Nahrungsmittel zu sich nehmen. Sollte ein Waschmittel oder Kosmetikpräparat die Allergie verursachen, können Sie biologisch abbaubare Haushaltsprodukte im Reformhaus kaufen, und die meisten Apotheken führen inzwischen ein breites Sortiment an Kosmetika, die keine Reizstoffe enthalten. *Bach-Blüten-Therapie:* Die Rescue-Salbe läßt sich zur lokalen Behandlung gereizter Hautstellen verwenden.

Heuschnupfen

Wenn Sie unter Heuschnupfen leiden, können die Symptome während der Schwangerschaft schlimmer werden. Ständiges Niesen, eine laufende Nase, Kopfschmerzen, tränende Augen, kratzender Hals und Husten gehören zu den Symptomen des Heuschnupfens. Möglicherweise machen Sie sich nur zu bestimmten Zeiten bemerkbar, können aber auch das ganze Jahr über auftreten, falls Sie auf irgendeinen Reizstoff in Ihrer unmittelbaren Umgebung allergisch reagieren. Es kann auch sein, daß sich keine unmittelbare Ursache feststellen läßt.

Prävention *Homöopathie:* Wenn Sie während einer bestimmten Jahreszeit unter Heuschnupfen leiden, sollten Sie noch vor Beginn der Pollenflugmonate ein homöopathisches Mittel gegen Heuschnupfen oder ein mineralsalzhaltiges Komplexmittel nehmen. Sie sind im Reformhaus und in manchen Apotheken erhältlich oder werden von einer homöopathisch orientierten Apotheke auch nach eigener Rezeptur hergestellt. Um die körpereigenen Widerstandskräfte zu stärken, sollten Sie ein Eisenpräparat und zusätzlich – zu einer anderen Tageszeit – ein Zinkpräparat in einer Dosierung von 15 bis 30 Milligramm einnehmen.

Professionelle Behandlung *Homöopathie:* Bei starkem Heuschnupfen sollten Sie sich von einem Homöopathen beraten lassen, ob für Sie eine Konstitutionsbehandlung in Frage kommt (siehe Seite 65). Suchen Sie ihn möglichst auf, noch bevor sich die Symptome bemerkbar machen – also in aller Regel im Winter.

Selbsthilfe Bleiben Sie in geschlossenen Räumen, wenn die Pollenbelastung besonders hoch ist. Verzichten Sie auf Antihistaminika, die lediglich die Symptome unterdrücken und außerdem während der Schwangerschaft nicht zu empfehlen sind. Erhöhen Sie den Ballaststoffgehalt Ihrer Kost (siehe Seite 24). Wenn Sie weniger Milchprodukte essen, können Sie die Schleimabsonderung verringern, aber achten Sie darauf, daß Sie andere kalziumhaltige Nahrungsmittel verwenden (siehe Seite 25). Zusatzpräparate mit den Vitaminen C, A, E und B-Komplex helfen ebenfalls bei allergischen Reaktionen. Ein starker, abgekühlter Kamillenaufguß (siehe Augenprobleme, Seite 74) verschafft Linderung bei brennenden oder juckenden Augen. *Shiatsu:* Bitten Sie Ihren Partner um die unten beschriebene, ebenfalls sehr hilfreiche Shiatsu-Behandlung.

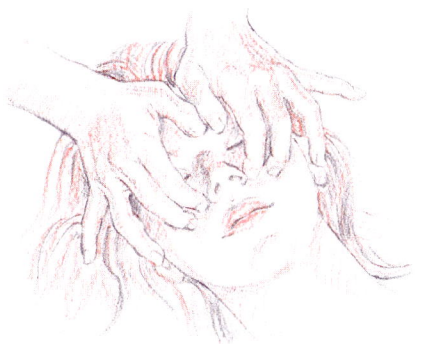

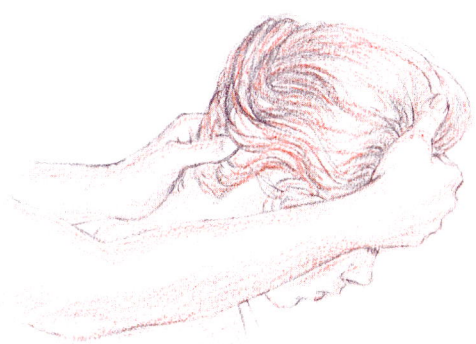

Shiatsu

a *Lokalisieren Sie die Punkte Dickdarm 20 (D 20) zu beiden Seiten der Nasenflügel (am Beginn der Falte, die zum Mund hin verläuft) und Magen 3 (M 3) in der Mitte der Wangenknochen. Pressen Sie fünf bis sieben Sekunden lang mit Zeige- und Mittelfinger beider Hände auf alle vier Punkte, wobei der Druck von der Nase weg abwärts erfolgt. Dreimal wiederholen.*

b *Helfer: Lokalisieren Sie den Punkt Gallenblase 20 (GB 20); er liegt 2,5 Zentimeter seitlich der Mittellinie des Nackens an der Schädelbasis Ihrer Partnerin. Legen Sie die Hand auf ihren Nacken und pressen Sie fünf bis sieben Sekunden lang mit dem Daumen fest aufwärts gegen den Knochen. Dreimal wiederholen. Wechseln Sie nun die Hände und bearbeiten Sie den Punkt auf der anderen Seite der Mittellinie auf dieselbe Weise.*

Augenprobleme

Aufgrund der erhöhten Hormonausschüttung während der Schwangerschaft kann sich die Flüssigkeit im Augengewebe vermehren und die Sehschärfe beeinträchtigen, insbesondere in den letzten drei Monaten vor der Entbindung. Falls Sie bereits eine Brille oder Kontaktlinsen tragen, müssen Sie zeitweilig mit verminderter Sehschärfe rechnen. Das sollte sich jedoch nach der Geburt geben, so daß es nicht nötig ist, die Brille zu wechseln. Informieren Sie aber unverzüglich Ihren Arzt, falls Sie Lichtblitze oder verschwommen sehen, da diese Symptome ernstere Gesundheitsprobleme anzeigen können.

Selbsthilfe Damit können Sie Ihre müden Augen beleben: Fertigen Sie sich aus weichem Stoff einen 15 Zentimeter langen, fünf Zentimeter breiten Beutel, den Sie mit 168 Gramm ungekochtem Reis füllen. Legen Sie ihn vorsichtig auf die Augen und entspannen Sie sich. *Phytotherapie:*

Gönnen Sie Ihren entzündeten Augen ein Augenbad, bestehend aus Orangenwurzel und Augentrost. Lassen Sie 28 Gramm der getrockneten Orangenwurzel in etwa 500 Milliliter Wasser zehn bis 15 Minuten sieden. Nehmen Sie den Topf vom Herd und fügen Sie einen Teelöffel getrockneten Augentrost hinzu. Lassen Sie den Sud abkühlen und seihen Sie ihn vor der Verwendung durch ein Sieb. Oder geben Sie drei bis vier Tropfen Augentrost-Tinktur in einen Eierbecher voll abgekochtem, abgekühltem Wasser und baden Sie Ihre Augen in dieser Flüssigkeit. Falls sich nach der Behandlung mit den beiden Mitteln keine Besserung zeigt, sollten Sie einen Heilpraktiker oder Arzt aufsuchen. Um übermüdete Augen zu beleben, können Sie auch Baumwoll-Pads in kalten Kamillentee tauchen und auf die Augen legen. *Shiatsu:* Bei müden oder geschwollenen Augen bitten Sie Ihren Partner, die nachfolgend beschriebene Pressur vorzunehmen.

Shiatsu

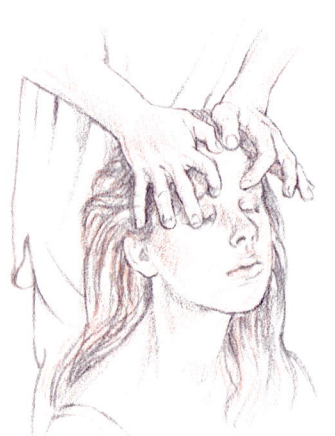

a *Helfer: Lokalisieren Sie die Punkte Blase 2 (BL 2) auf der Stirn Ihrer Partnerin. Pressen Sie fünf bis sieben Sekunden lang mit den Zeigefingern auf- und auswärts gegen den oberen Rand der beiden Augenhöhlen. Dreimal wiederholen.*

b *Helfer: Stützen Sie den Kopf Ihrer Partnerin mit Ihren Oberschenkeln. Lokalisieren Sie den Punkt Gallenblase 1 (GB 1) neben den äußeren Augenwinkeln an der Schläfe. Pressen Sie fünf bis sieben Sekunden lang fest mit den Zeigefingern gegen den Punkt. Dreimal wiederholen.*

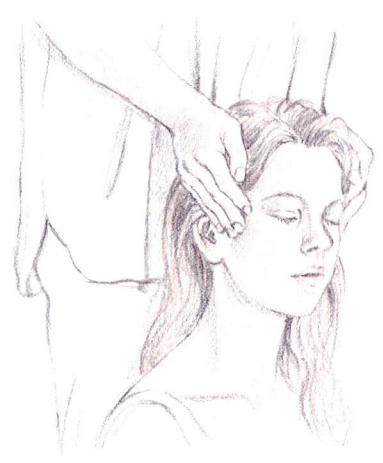

Zahn- und Zahnfleischprobleme

Während der Schwangerschaft schwillt das Zahnfleisch leicht an und könnte beim Zähneputzen zu bluten beginnen. Falls Speisereste zwischen den Zähnen hängenbleiben, kann sich das Zahnfleisch entzünden.

Prävention Achten Sie auf eine nährstoffreiche Vollwertkost. Meiden Sie Zucker und zuckerhaltige Limonaden oder Cola-Getränke und industriell veredelte Lebensmittel. Putzen Sie Ihre Zähne nach jeder Mahlzeit mit einer weichen Zahnbürste und einer fluorhaltigen Zahnpaste; bearbeiten Sie den Bereich, in dem die Zähne in das Zahnfleisch eintreten, mit kreisförmigen Bewegungen. Benutzen Sie Zahnseide oder Zahnstocher, um Essensreste zwischen den Zähnen zu entfernen. Suchen Sie regelmäßig Ihren Zahnarzt auf, aber vermeiden Sie es, sich die Zähne röntgen zu lassen.

Professionelle Behandlung *Bach-Blüten-Therapie:* Nehmen Sie unmittelbar vor dem Zahnarzttermin Rescue-Tropfen ein; bitten Sie um ein Betäubungsmittel, das für Schwangere verträglich ist.

Selbsthilfe Falls Ihr Zahnfleisch blutet, spülen Sie den Mund mit einer Lösung aus warmem Wasser und Meersalz; anschließend reiben Sie das Zahnfleisch mit ein paar Tropfen der Tinktur Hypericum ein. Achten Sie auf eine vitaminreiche Ernährung und nehmen Sie zusätzlich ein Vitamin-C-Präparat ein. *Homöopathie:* Um den Schmerz im Zahnfleisch nach einer Zahnbehandlung zu lindern, sollten Sie einen oder zwei Tage lang zweimal täglich Arnica C 30 in Tropfenform einnehmen. Verursacht ein Zahnnerv Schmerzen, nehmen Sie einen bis zwei Tage lang zweimal täglich Hypericum C 30-Tropfen.

Sinusitis (Nebenhöhlenentzündung)

Eine verstopfte Nase ist ein weit verbreitetes Symptom während der Schwangerschaft. Sie ist auf eine Zunahme der Flüssigkeit in den Schleimhäuten zurückzuführen, die ihre Schwellung und eine Verstopfung der Nasennebenhöhlen verursacht. Wenn sich die nunmehr undurchlässigen Nebenhöhlen entzünden, kann sich eine Sinusitis entwickeln. Eine solche Erkrankung äußert sich in Schmerzen an der Nasenwurzel und rund um die Augen, die sich verstärken, sobald man den Kopf senkt, und in einem dumpfen Gefühl im Kopf. In akuten Fällen können auch Kopfschmerzen und Fieber auftreten.

Professionelle Behandlung *Chiropraktik:* Mit dieser Behandlungsform lassen sich bei einer schmerzhaften Nebenhöhlenentzündung beachtliche Erfolge erzielen. *Akupunktur:* Diese Therapie verbessert die Zirkulation der Körperflüssigkeit und wirkt dem Stau in den Nebenhöhlen entgegen. *Homöopathie:* Bei einer chronischen Sinusitis ist eine Konstitutionsbehandlung angeraten (siehe Seite 65).

Selbsthilfe Nehmen Sie reichlich Flüssigkeit zu sich und würzen Sie Ihre Speisen mit viel Knoblauch und Petersilie. *Homöopathie:* Nehmen Sie Silicea C 6 oder Kalium bichromicum C 6 dreimal täglich bis zu einer Woche lang ein; setzen Sie die Mittel ab, sobald die Symptome abklingen. Tritt keine Besserung ein, sollten Sie einen Homöopathen aufsuchen. *Aromatherapie:* Inhalieren Sie wie unter der Rubrik Husten und Erkältungen beschrieben (siehe Seite 76); nehmen Sie jedoch nicht gleichzeitig ein homöopathisches Mittel ein. *Shiatsu:* Pressen Sie die Punkte, die unter der Rubrik Heuschnupfen genannt sind (siehe Seite 73), um eine Linderung herbeizuführen.

Atemnot

Dieser unangenehme Zustand tritt bei schwangeren Frauen häufig schon bei geringster körperlicher Anstrengung auf. Falls Sie jedoch auch zu anderen Zeiten Atemnot verspüren, könnte dies auf Übergewicht, Konditionsschwäche, Anämie oder eine Mangelernährung zurückzuführen sein. In diesem Fall sollten Sie Ihren Arzt aufsuchen und die Empfehlungen auf den Seiten 78 und 83 beherzigen. Atemnot tritt auch häufig bei Frauen auf, die große Babys oder Zwillinge erwarten.

Selbsthilfe Nehmen Sie eine gesunde, ausgewogene Kost zu sich (siehe Seite 22–29) und führen Sie jeden Tag Tiefenatmungs- und Yogaübungen durch (siehe Seite 18 und 30–41). Schwimmen ist eine ausgezeichnete Methode, um die Körperkräfte ohne größere Anstrengung aufzubauen. Durch gleichmäßige Brustschwimmzüge und ruhiges, tiefes Atmen können Sie Atemproblemen vorbeugen. *Shiatsu:* Die Pressur der unten beschriebenen Shiatsu-Punkte verbessert den Tonus der Brustmuskulatur.

Shiatsu

a *Helfer: Halten Sie den Arm Ihrer Partnerin mit einer Hand. Pressen Sie mit dem Daumen der anderen Hand die Punkte auf dem Lungenmeridian (abgebildet), der auf der Innenseite der Arme verläuft.*

b *Helfer: Stützen Sie den oberen Rücken Ihrer Partnerin mit einem großen Kissen ab, und legen Sie ein weiteres unter Ihre Knie. Lokalisieren Sie die Punkte Lunge 1 (LU 1) in den Vertiefungen unterhalb des Schlüsselbeins. Pressen Sie diese Punkte fünf bis sieben Sekunden lang fest mit dem Daumen. Dreimal wiederholen.*

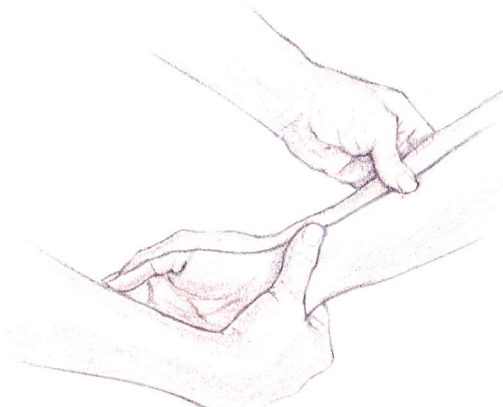

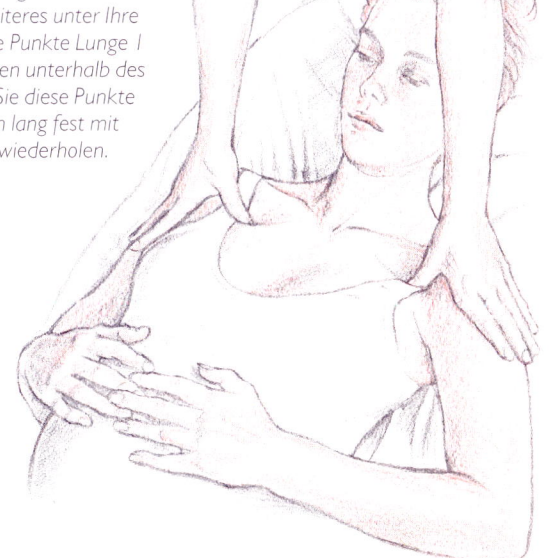

Husten, Schnupfen und Infektionen der Atemwege

Während der Schwangerschaft können hormonale Veränderungen ein Anschwellen der Schleimhäute im Nasengang und in den Nasennebenhöhlen verursachen. Husten, Schnupfen und Bronchitis lassen sich folglich schwerer beseitigen als gewöhnlich. Sie können auf bakterielle Infektionen, Viren oder manchmal auch auf Allergien zurückzuführen sein. Besonders anfällig für derartige Erkrankungen sind Sie jedoch, wenn Ihr Energieniveau niedrig und Ihr Immunsystem geschwächt ist. Erkältungen gegen Ende der Schwangerschaft bessern sich normalerweise bei Eintritt der Wehen und erschweren nur selten die normale Atmung während der Geburt.

Prävention Um Ihre körpereigenen Immunkräfte zu stärken, sollten Sie sich gesund ernähren – vor allem Vitamin-C-reiche Nahrung zu sich nehmen (siehe Seite 25) – und darauf achten, daß Sie genug Schlaf bekommen. *Shiatsu* oder *Akupunktur:* Wenn Sie sich regelmäßig einer der beiden Therapien unterziehen, stärken Sie Ihren körpereigenen Widerstand gegenüber Infektionskrankheiten.

Selbsthilfe Essen Sie Knoblauch und Zwiebeln oder nehmen Sie Knoblauchkapseln, um die Infektion zu bekämpfen. Trinken Sie viel. Zink- und Vitamin-C-Zusatzpräparate stärken die Abwehrkräfte, und Vitamin B hilft, Streß entgegenzuwirken. Denken Sie bei einem Hustenanfall daran, daß Sie sich hinsetzen und nach vorn beugen, um den Druck auf den Bauch zu verringern. *Homöopathie:* Beim ersten Anzeichen einer Erkältung nehmen Sie innerhalb von 24 Stunden alle zwei Stunden Aconitum C 6. Wenn Sie unter einer »Laufnase« leiden, ist Allium Cepa C 6 dreimal täglich zu empfehlen, bis die Symptome abklingen. Vermeiden Sie Nasentropfen oder -sprays, während Sie homöopathische Arzneimittel nehmen. *Shiatsu:* Pressen Sie die Punkte, die unter der Rubrik Heuschnupfen beschrieben sind (siehe Seite 73), um den Energiefluß zu verbessern.

Aromatherapeutisches Inhalieren bei Infektionen der Atemwege
Ätherische Öle der Duftnoten Eukalyptus,
Lavendel, Zitrone und Teebaum

Geben Sie zwei Tropfen von jedem ätherischen Öl in ein Gefäß mit fast kochendem Wasser.
Inhalieren Sie den Dampf zehn Minuten lang.

Vorsicht! Nicht in Verbindung mit homöopathischen
Arzneimitteln anwenden.

Kräuterabsud bei Erkältungen
4 Gewürznelken
1 EL Korianderkörner
2 Zimtstangen (zerbröselt)
Einige dünne Scheiben frischen Ingwer
850 ml Wasser
1 Zitronenscheibe
Honig

Geben Sie die Gewürze in das Wasser; aufkochen und zwanzig Minuten lang simmern
lassen. Fügen Sie die Zitrone hinzu und lassen Sie das Ganze weitere fünf Minuten ziehen.
Durchseihen und mit Honig süßen. Alle zwei Stunden eine Tasse heiß trinken.

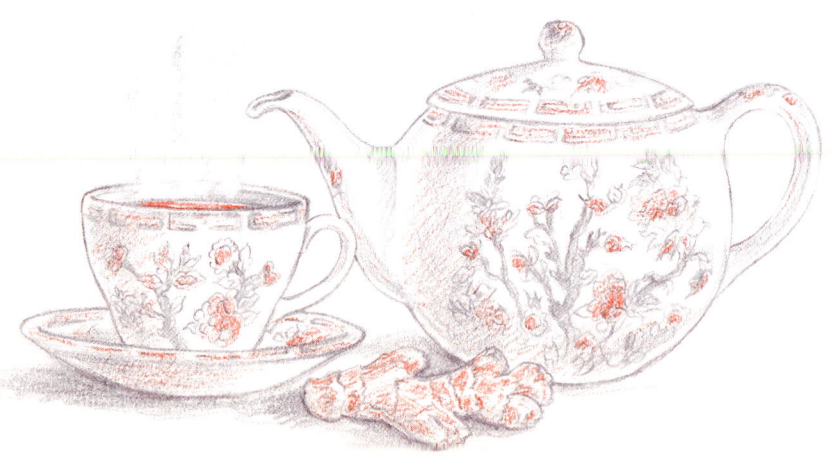

Hautveränderungen

Die Haut wird während der Schwangerschaft stärker durchblutet, was Ihnen ein volleres, strahlendes und gesundes Aussehen verleiht. Ihnen ist wärmer und vermutlich schwitzen Sie mehr. Auf der Haut können sich vereinzelt rote Punkte oder Flecken zeigen, und auch gerötete Wangen sind keine Seltenheit. Die stärkere Pigmentierung kann eine vorübergehende Dunkelfärbung der Brustwarzen und des Warzenhofs, Muttermale, Leberflecken und Sommersprossen verursachen. Manchmal erscheint eine braune Linie, die »linea nigra«, die auf der Mitte des Bauches abwärts verläuft. Auch das Gesicht kann eine dunklere Tönung annehmen. All diese Veränderungen treten nur zeitweilig auf und müssen nicht behandelt werden. Sollten sich während der Schwangerschaft jedoch verstärkt Leberflecke bilden, können einige nach der Geburt zurückbleiben.

Wenn Sie unter Akne leiden, werden die Symptome während der Schwangerschaft entweder schlimmer oder besser. Gelegentliche Hautausschläge und Juckreiz sind nichts Ungewöhnliches, insbesondere in den letzten drei Monaten, und können sowohl Unbehagen als auch Schlaflosigkeit verursachen.

Selbsthilfe Hautausschläge und Jucken können schon dadurch gemildert oder beseitigt werden, daß Sie keine der üblichen Seifen mehr verwenden oder ganz auf deren Gebrauch verzichten. Auch die Umstellung auf ein biologisch abbaubares Waschmittel kann eine Hilfe sein. Tragen Sie Baumwollkleidung, um die Haut kühl zu halten. Um den Juckreiz zu lindern, füllen Sie ein Musselintuch mit einer Tasse Hafermehl, knoten es an den vier Enden zusammen und waschen sich damit in der Badewanne. Kamillen- und Lindenblütentee vor dem Zubettgehen (siehe Seite 63) wirken beruhigend. *Phytotherapie:* Vogelmieresalbe lindert den Juckreiz. *Bach-Blüten-Therapie:* Mit Rescue-Salbe lassen sich Erfolge erzielen.

Hohlwarzen

Im Verlauf der Schwangerschaft treten die Brustwarzen im allgemeinen stärker hervor. Selbst flache Warzen, bei Erstgebärenden keine Seltenheit, heben sich mit Herannahen des Geburtstermins deutlicher vom Warzenhof ab und werden durch das Saugen des Babys ganz herausgezogen. Echte Hohlwarzen dagegen bleiben eingezogen und können beim Stillen Probleme verursachen.

Prävention Sie sollten schon zu Beginn der Schwangerschaft Ihre Brust untersuchen: Nehmen Sie die Brustwarzen an der Basis zwischen Daumen und Zeigefinger und drücken Sie sie vorsichtig zusammen. Normalerweise tritt die Warze nun heraus; eine angeborene Hohlwarze schrumpft und wird in die Brust eingezogen. Bitten Sie Ihre Hebamme oder den Arzt, Ihre Brust zu untersuchen, wenn Sie sich nicht ganz sicher sind.

Selbsthilfe Flach- und angeborene Hohlwarzen können mit Hilfe eines sogenannten »Brustschilds« herausgezogen werden, der vom dritten Monat an getragen werden sollte. Diese Schilde sind aus Plastik oder Glas, im Handel erhältlich und lassen sich ganz bequem und unsichtbar unter dem Büstenhalter tragen. Legen Sie die Schilde jeden Tag mehrere Stunden an, um die Brustwarzen zu stimulieren; das Saugen des Babys erledigt dann den Rest. Achten Sie jedoch darauf, daß Sie keine Stillhütchen kaufen, sondern eben jene Brustschilde, die eine Korrektur der Hohlwarzen während der Schwangerschaft ermöglichen. Die unten gezeigte Massage, Hoffman-Technik genannt, lockert Verspannungen und sorgt dafür, daß sich die Warzen dehnen, aufrichten und herauskommen.

Übung
Stellen Sie sich ein Kreuz vor, das durch Ihre Brustwarzen verläuft. Legen Sie die Zeigefinger zu beiden Seiten der Warze auf die waagerechte Linie des gedachten Kreuzes. Ziehen Sie die Finger mit festem Druck auseinander. Die Übung trägt dazu bei, Verspannungen an der Brustbasis zu lösen und die Brustwarze zu dehnen, aufzurichten und herauszuholen. Wiederholen Sie die Handgriffe auf der senkrechten Linie des Kreuzes. Führen Sie anschließend eine Brustmassage (siehe Seite 46) durch. Wiederholen Sie die Übung fünfmal am Tag.

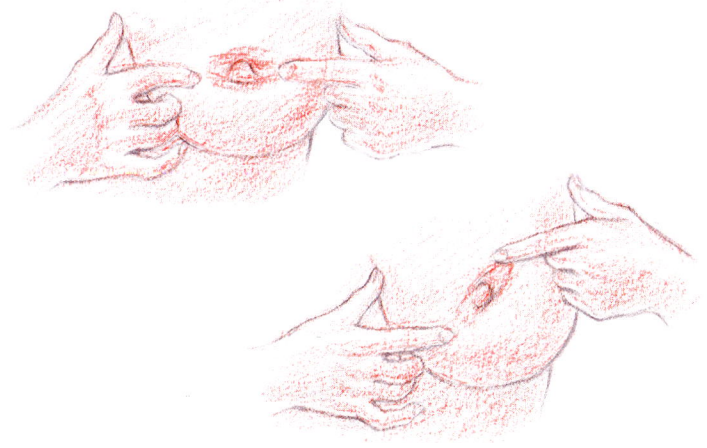

Schwangerschaftsstreifen

Zu Beginn der Schwangerschaft können rötliche Streifen – die sogenannten Schwangerschaftsstreifen oder Striae – auf der Hautoberfläche der Brüste auftauchen, sobald diese schwerer werden. In späteren Monaten führt die Gewichtszunahme an Gesäß und Bauch möglicherweise auch in diesen Bereichen zu Streifenbildung. Nach der Geburt verblassen die Striae und nehmen eine silbrigweiße Färbung an.

Prävention Die Streifenbildung läßt sich in vielen Fällen vermeiden, wenn man schon zu Beginn der Schwangerschaft jeden Tag ein gutes ätherisches Öl benutzt (siehe Rezept unten). Sie können auch täglich ein Vitamin-E-Präparat einnehmen, um die Elastizität des Gewebes zu verbessern. *Homöopathie:* Nehmen Sie am Anfang der Schwangerschaft eine Woche lang dreimal täglich Calcium fluoratum C 6, später jede zweite Woche. Dieses Arzneimittel erhöht bei trockener oder empfindlicher Haut die Gewebeelastizität.

Selbsthilfe Verwenden Sie zur lokalen Behandlung reines Vitamin-E-Öl, um Streifen vorzubeugen oder zu verringern. Regelmäßig bis zur Geburt benutzen.

Massageöl gegen Schwangerschaftsstreifen
Dunkle Glasflasche (50 ml)
50 ml Weizenkeimöl oder eine Mischung aus
Weizenkeim- und Mandelöl
Ätherische Öle der Duftnoten Lavendel und Neroli

Füllen Sie die Flasche mit Weizenkeimöl oder einer Mischung aus Weizenkeim- und Mandelöl, falls Sie eine dünnere Lösung bevorzugen. Fügen Sie 15 Tropfen Lavendel- und zehn Tropfen Neroliöl hinzu. Jeden Tag nach dem Bad einmassieren.

Anämie

Wenn Sie blaß sind und sich müde und schlapp fühlen, keinen Appetit haben oder selbst bei geringer körperlicher Anstrengung in Atemnot geraten, könnte eine Anämie die Ursache sein.

Während der Schwangerschaft versorgt das Blut nicht nur Ihren eigenen Körper, sondern über die Plazenta auch das Baby mit Sauerstoff. Für den Transport des Sauerstoffs ist der rote Blutfarbstoff der roten Blutkörperchen, das Hämoglobin, zuständig. Eine leichte Verminderung der Hämoglobinkonzentration im Blut gilt während der Schwangerschaft als normal, da die Körperflüssigkeit insgesamt an Volumen zunimmt. Sinkt jedoch der Hämoglobingehalt unter zehn Gramm pro 100 Milliliter Blut, ist die Sauerstofftransportkapazität Ihres Körpers beeinträchtigt. Die Folge kann eine Anämie sein, die unbedingt behandelt werden muß.

Starke monatliche Regelblutungen vor der Schwangerschaft oder ein ernährungsbedingter Mangel an Mineralstoffen und Vitaminen, die zur Hämoglobinbildung unerläßlich sind, können ebenfalls eine Anämie verursachen. Zu den erblich bedingten Erkrankungen gehören die Thalassämie und die Sichelzellenanämie. Sie sind bei Frauen in Afrika, auf den Westindischen Inseln, im Mittelmeerraum oder asiatischer Herkunft besonders weit verbreitet. Diese Formen der Anämie sollten schon zu Beginn der Schwangerschaft durch Tests ausgeschlossen werden.

Prävention Maßnahmen, die einer Anämie vorbeugen, sind ein wichtiger Bestandteil der Schwangerschaftsvorsorge. Zwischen der 16. und der 30. Schwangerschaftswoche sollten regelmäßig Blutuntersuchungen durchgeführt werden, um den Hämoglobingehalt zu bestimmen. Achten Sie darauf, daß Ihre Kost sämtliche Mineralstoffe und Vitamine enthält, die zur Hämoglobinbildung unerläßlich sind: Dazu gehören Eisen, Zink, Kobalt, Vitamin B_1, Vitamin B_2, Folsäure und Vitamin C, das den Körper bei der Aufnahme und Verarbeitung des Eisens unterstützt (siehe Seite 25). Trinken Sie nach jeder Mahlzeit Kräutertee, beispielsweise einen eisenhaltigen Brennessel- oder Himbeerblättertee. Meiden Sie Schwarztee und Kaffee, die die Eisenabsorption erschweren. Ergänzen Sie Ihre Kost mit einem Multivitamin- und Mineralstoff-Präparat, die in Reformhäusern erhältlich sind.

Professionelle Behandlung *Phytotherapie:* Ein Stärkungsmittel aus Ampferwurzeln, das von einem Fachkundigen hergestellt wird, trägt wirksam zur Anhebung des Hämoglobinspiegels bei. Die Wurzeln enthalten Eisen und jene Mineralstoffe und Vitamine, die nötig sind, um es zu absorbieren. Halten Sie sich an die vorgeschriebene Dosierung.

Selbsthilfe Häufig werden von den Ärzten bei Anämie synthetische Eisenpräparate verordnet; sie führen jedoch leicht zu Verstopfung oder Sodbrennen und können – wenn nicht zu einer anderen Tageszeit zusätzlich ein Zinkpräparat eingenommen wird – einen Zinkmangel hervorrufen. Außerdem werden sie vom Körper nur schwer absorbiert und können den Darm belasten.

Sie haben eine risikolose, wirksame Alternative zur Verfügung, wenn Sie von einem organischen Multivitamin-Präparat das Doppelte der empfohlenen Menge, ein Mineralstofftonikum und jeden Tag eine Multivitamin-Tablette zu sich nehmen.

Ergänzen Sie Ihre Kost mit eisenreichen Nahrungsmitteln (siehe Seite 25). Kombinieren Sie diese mit Vitamin-C-haltigen Produkten, die, auf nüchternen Magen gegessen, die Absorption erleichtern. Benutzen Sie gußeiserne Kochtöpfe, da diese den Eisengehalt in Ihrer Nahrung erhöhen. *Homöopathie:* Nehmen Sie zwei Tage lang dreimal täglich Ferrum metallicum C 30. Beginnen Sie am dritten Tag mit der Einnahme von Ferrum phosphoricum C 6 nach dem Aufwachen und am Nachmittag und Calcium phosphoricum C 6 zur Mittagszeit und vor dem Zubettgehen. Damit verbessern Sie die Fähigkeit Ihres Körpers, das Eisen zu absorbieren.

Nach zweiwöchiger Einnahme sollten Sie eine weitere Blutuntersuchung vornehmen lassen. Falls Ihr Hämoglobinspiegel nicht gestiegen ist, wird Ihnen Ihr Arzt vielleicht eine andere Therapieform empfehlen.

Kräutertonikum zur Prävention von Anämie

Je 15 g der nachfolgenden, getrockneten Kräuter:

Brennesselblätter
Petersilienblätter
Ampferwurzeln
Pfefferminzblätter
2 l Wasser

Geben Sie die getrockneten Zutaten in ein hitzebeständiges Glas (lassen Sie die Pfefferminze weg, falls Sie homöopathische Arzneimittel nehmen). Füllen Sie es mit kochendem Wasser und lassen Sie den Sud mindestens acht Stunden ziehen. Durchseihen und solange der Vorrat reicht bis zu vier Tassen täglich trinken. Stellen Sie zu Beginn jeden Monats einen frischen Aufguß her.

Vorsicht! Dieses Tonikum wird benutzt, um einer Anämie vorzubeugen. Wenn Sie bereits an einer Anämie leiden, sollten Sie einen Phytotherapeuten aufsuchen.

Niedriger Blutdruck und Ohnmacht

Ein plötzlicher Blutdruckabfall kann Schwindelgefühle oder Ohnmacht verursachen. Schwächegefühle und Ohnmachtsanfälle sind zu Beginn der Schwangerschaft ziemlich verbreitet: Die Lockerung der Muskelwände der Venen kann zu einem Blutstau in den Beinen und einer zeitweilig verminderten Versorgung des Gehirns mit Sauerstoff führen. Sie fühlen sich vielleicht schwindlig, wenn Sie zu lange auf dem Rücken gelegen, gestanden oder gebadet haben; eine plötzliche Veränderung der Position oder extreme Hitze können ebenfalls ein Schwächegefühl verursachen. Abgesehen von der Verletzungsgefahr ist eine Ohnmacht in der Regel noch kein Grund zur Besorgnis, es sei denn, der Blutdruck fällt extrem ab. Sie sollten jedoch in jedem Fall Ihren Arzt davon in Kenntnis setzen.

Prävention Im Stehen können Sie Ihre Bein- und Gesäßmuskeln zusammenziehen und wieder lockern, um die Blutzufuhr zum Gehirn zu unterstützen. Beim Ausruhen sollten Sie sich auf die Seite legen. Wird Ihnen »schwarz vor Augen«, setzen Sie sich sofort hin. Lagern Sie den Kopf zwischen den Knien, oder knien Sie sich auf allen vieren hin, bis Sie sich besser fühlen. *Bach-Blüten-Therapie:* Nehmen Sie einige Tropfen unverdünnte Rescue-Tropfen, sobald sich erste Anzeichen eines Schwächeanfalls bemerkbar machen. *Homöopathie:* Eine Konstitutionsbehandlung ist in schwerwiegenden Fällen von Vorteil. *Shiatsu:* Pressen Sie bei einem Schwächeanfall die abgebildeten Belebungspunkte oder bitten Sie Ihren Partner um eine Shiatsu-Behandlung.

Shiatsu

Helfer: Lokalisieren Sie den Punkt Lunge 9 (LU 9) in der Vertiefung der Handgelenkfalte auf der Daumenseite. Suchen Sie dann den Punkt Herz 7 (H 7) in der Vertiefung der Innenseite der Sehne auf der Kleinfinger-Seite. Pressen Sie diese Punkte fünf bis sieben Sekunden lang. Dreimal wiederholen. Drücken Sie die entsprechenden Punkte am anderen Arm. Bei einer Selbstbehandlung drücken Sie gesondert gegen jeden Punkt.

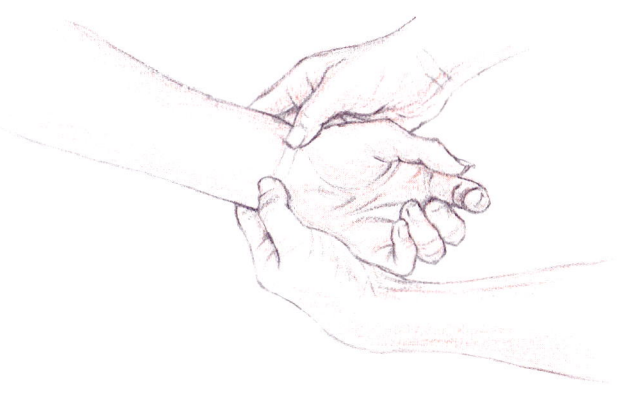

Bluthochdruck

Bluthochdruck gegen Ende der Schwangerschaft kann bei manchen Frauen physiologisch begründet, bei anderen eine Reaktion auf Streß und Angstgefühle sein. Nur in seltenen Fällen ist er erblich bedingt oder auf eine Fehlfunktion der Nieren zurückzuführen.

Ihr Arzt wird regelmäßig überprüfen, ob Ihr systolischer und diastolischer Blutdruck innerhalb des Normbereichs (in der Schwangerschaft zwischen 110:70 und 140:90) liegen. Der systolische Wert zeigt den Spitzendruck an, der vom Herzen erzeugt wird, wenn es das Blut durch den Körper pumpt; der diastolische Blutdruck den Taldruck in Ihren Arterien, wenn sich Ihr Herz in Ruhestellung befindet. Ein geringfügiger Anstieg bis maximal 150:100 birgt in der Regel weder für die Mutter noch für das Kind ein Risiko. Der Blutdruck sollte dennoch ständig kontrolliert werden; so wird gewährleistet, daß es zu keiner Präeklampsie kommt. Obwohl Sie sich vielleicht rundum wohlfühlen, ist dieser Zustand möglicherweise gefährlich, weil sich daraus eine lebensbedrohliche Eklampsie (Schwangerschaftstoxikose) entwickeln kann und bei der zusätzlich noch Krampfanfälle auftreten. Die Ursachen der Präeklampsie sind unbekannt, aber es scheint, daß eine Mangelernährung in der Schwangerschaft zu den auslösenden Faktoren zählt.

Prävention Treiben Sie regelmäßig Gymnastik (siehe Seite 30–41) und sorgen Sie für eine gesunde, ausgewogene Ernährung, die viel frisches rohes Obst und Gemüse enthält (siehe Seite 22–29). Wenn Sie weniger rotes Fleisch essen, können Sie den hohen Blutdruck ebenfalls senken: achten Sie jedoch darauf, daß Sie dem Körper zum Ausgleich genügend Protein aus anderen Quellen zuführen (siehe Seite 26). Vermeiden Sie emotionalen Streß, und anstelle von aufputschenden Getränken wie Schwarztee und Kaffee sollten Sie sich einen Brennessel-, Himbeerblätter-, Lindenblüten- oder Löwenzahnblättertee zubereiten.

Professionelle Behandlung Es gibt wirksame Naturheilmittel, die die herkömmlichen Medikamente gegen Bluthochdruck ersetzen können. Sie sollten jedoch Ihren Arzt informieren, wenn Sie eine derartige Behandlung aufnehmen wollen. Fachliche Anleitung und eine regelmäßige Überwachung des Blutdrucks sowie des Urineiweiß sind wichtig, wenn Sie unter Bluthochdruck leiden. *Phytotherapie:* Viele Heilkräutertinkturen senken den Blutdruck, insbesondere solche, die aus Weißdornfrüchten, -blättern oder -beeren gewonnen wurden. Sie müssen jedoch in jedem Fall einen Phytotherapeuten aufsuchen. *Homöopathie* und *Akupunktur:* Beide Therapien haben sich ausgezeichnet bei Bluthochdruck und Präeklampsie bewährt; sie können mit gutem Erfolg kombiniert werden.

Selbsthilfe Vergewissern Sie sich, daß Sie genügend Protein und Kalzium mit der Nahrung (siehe Seite 25) zu sich nehmen. Sparen Sie mit Salz, aber verzichten Sie nicht ganz darauf. Essen Sie viel Knoblauch und Zwiebeln oder nehmen Sie täglich eine Knoblauchkapsel ein; auch frischer Sellerie sollte häufiger auf Ihrem Speiseplan stehen. Gurken wirken ebenfalls blutdrucksenkend; essen Sie entweder eine ganze Gurke oder trinken Sie täglich eine halbe Tasse Gurkensaft. *Phytotherapie:* Trinken Sie dreimal täglich einen beruhigenden Absud aus Passionsblume oder Passiflora, wobei Sie einen Teelöffel getrockneter Kräuter auf eine Tasse Wasser geben. Sobald die Symptome abgeklungen sind, können Sie die Behandlung beenden; tritt keine Besserung ein, ist es ratsam, einen Phytotherapeuten aufzusuchen.

Wenn Sie an einer Präeklampsie leiden, sollten Sie kaliumreiche Nahrung zu sich nehmen, beispielsweise Bananen, und kurz in der Schale gegarte Kartoffeln essen. Verwenden Sie jedoch keine Kartoffeln mit Keimen oder grünen bzw. braunen Stellen. Trinken Sie jeden Tag frischen Rote-Bete-/Rübensaft oder bereiten Sie sich einen Salat aus Äpfeln und geriebenen Rote Bete/Rüben zu. Wenn Sie täglich ein Vitamin-B-Komplex-Präparat in Kombination mit 100 Milligramm B$_6$ oder Bierhefe nehmen, können Sie Ihren Blutdruck ebenfalls senken. Wechselweise dürfen Sie Ihre Kost auch mit Spirulina-Pulver anreichern, einer Meeresalge mit hohem Nährwert, die in Reformhäusern erhältlich ist. Junge Löwenzahnblätter – als Beigabe zum Salat – stellen eine ausgezeichnete Kalzium- und Kaliumquelle dar; sie regen die Nierentätigkeit an und wirken Ödemen entgegen. Sie können auch einen Tee daraus zubereiten und zweimal täglich eine Tasse trinken.

Krampfadern

Während der Schwangerschaft entsteht infolge des erhöhten Blutvolumens ein höherer Druck in den Venen. Die veränderten hormonalen Ausschüttungen lockern die Muskelwände der Blutgefäße, so daß der Transport des Bluts vom unteren Teil des Körpers zurück zum Herzen schwieriger wird als gewöhnlich. Das Gewicht der vergrößerten Gebärmutter kann die Beckenvenen zusätzlich belasten und Darmverstopfungen die Blutzirkulation im Beckenbereich behindern, was möglicherweise zur Bildung von Krampfadern an Beinen, Vulva oder Rektum führt. Sie können auch unsichtbar, aber nicht minder schmerzhaft und juckend sein. Krampfadern am Rektum werden auch Hämorrhoiden genannt.

Die Neigung zu Krampfadern kann ererbt sein. In der Schwangerschaft treten sie jedoch häufiger bei Frauen auf, die lange Zeit stehen müssen oder Zwillinge erwarten. Krampfadern im äußeren Genitalbereich verschwinden normalerweise nach der Geburt, solche an den Beinen seltener, wobei die Wahrscheinlichkeit, daß sie sich bessern, bei einer frühzeitigen Behandlung höher ist.

Prävention Achten Sie auf eine gesunde Ernährung, einschließlich ausreichender Ballaststoffe (siehe Seite 22–29). Treiben Sie täglich Gymnastik (siehe Seite 30–41), um ein ungestörtes Funktionieren sowohl des Kreislaufs als auch des Stoffwechsels zu fördern. Führen Sie die Beckenboden- und Dehnübungen für die innere Oberschenkelmuskulatur von Seite 38/39 durch.

Professionelle Behandlung *Phytotherapie:* Kräuter wie Roßkastanie, Brennessel, Schafgarbe, Johanniskraut und Hirtentäschel verbessern den Blutkreislauf; ihre Verwendung muß jedoch mit einem Phytotherapeuten abgesprochen werden. Eine Salbe aus Beinwell, Ampferwurzel, Wegerich oder Schafgarbe – vom Phytotherapeuten gemischt – stillt Blutungen, läßt Schwellungen abklingen und lindert Schmerzen. *Akupunktur* oder *Shiatsu:* Beide Therapien können die Blutzirkulation verbessern. *Aromatherapie:* Damit lassen sich gute Erfolge bei der Behandlung von Krampfadern erzielen; während der Schwangerschaft ist jedoch ein Besuch bei einem fachkundigen Heilpraktiker zu empfehlen. Ätherische Öle können zur Massage oder für Kompressen verschrieben werden.

Selbsthilfe Gegen Krampfadern kann man auf unterschiedliche Weise vorgehen; jede Frau spricht auch anders auf die vielen verschiedenen Behandlungsformen an. Hier einige Empfehlungen, aus denen Sie das für Sie Geeignete auswählen können.

Vermeiden Sie es, zu lange zu stehen oder die Beine beim Sitzen übereinanderzuschlagen. Lagern Sie die Beine so oft wie möglich hoch. Erhöhen Sie das Fußende Ihres Betts um etwa zehn Zentimeter. Wenn Sie Stützstrümpfe tragen, sollten Sie Ihre Beine eine Weile hochlegen, bevor Sie sie anziehen. Gehen Sie viel spazieren, schwimmen Sie und machen Sie regelmäßig die Gymnastikübungen von Seite 30–41. Achten Sie dabei aber auf die Empfehlungen, die dort genannt werden. Die beste Übung bei Krampfadern ist die Dehnübung für die innere Oberschenkelmuskulatur von Seite 39, die zweimal am Tag durchgeführt werden sollte. Während Sie die beschriebene Position einnehmen, spannen Sie die Wadenmuskeln an, indem Sie abwechselnd die Zehen nach oben und unten strecken und den Wadenmuskel entsprechend nach unten/oben bewegen. Damit erleichtern Sie den Rückfluß des venösen Bluts. Die Beckenbodenübung von Seite 38 ist ebenfalls hilfreich und sollte zweimal täglich absolviert werden. Falls Sie unter Hämorrhoiden leiden, spannen und lockern Sie den After-Schließmuskel bis zu 50mal in rascher Abfolge, um die Spannkraft der dahinterliegenden Venengeflechte zu erhöhen. Sie gewöhnen sich leicht daran, diese Übung im Bett morgens vor dem Aufstehen und abends vor dem Einschlafen vorzunehmen. Nehmen Sie dabei die Knie-Brust-Stellung ein (siehe Seite 38, Beckenboden-Übung, Position **b** unten).

Essen Sie rohen Knoblauch, Zwiebeln und Petersilie, um die Elastizität der Venen zu erhöhen, und achten Sie darauf, daß keine Verstopfung auftritt (siehe Ernährungstips Seite 87). Sonnenblumenkerne und Weizenkeime enthalten viel Vitamin E; wissenschaftlichen Erkenntnissen zufolge neigt der Körper bei einem Mangel an Vitamin E zu Krampfaderbildung. Ein Vitamin-E-Zusatzpräparat in einer Dosierung von bis zu 600 I. E. wird zur Heilung gerissener Kapillaren (kleinste Blutgefäße) empfohlen. Ein Rutin-Zusatzpräparat baut die Venenwände auf, sollte bis zum vierten Schwangerschaftsmonat jedoch nicht genommen werden. Buchweizen ist eine hervorragende natürliche Rutin-Quelle und eine Bereicherung Ihrer Kost. Erhöhen Sie den Anteil der Vitamin-C-reichen Lebensmittel in Ihrer Nahrung; sie fördern allgemein den Heilungsprozeß und stärken die Blutgefäße. Rohe Rote Bete/Rüben, entweder geraspelt oder als Saft, stärken die Leber und unterstützen den Entschlackungsprozeß. Meiden sollte man scharf gewürzte Speisen und Produkte, die Aloe vera (ein natürliches Abführmittel) enthalten.

Um Schmerzen zu lindern und Schwellungen zum Abklingen zu bringen, legen Sie eine Baumwollkompresse mit Hamamelis auf die betroffenen Bereiche. Zitronensaft und Apfelessig können ebenfalls dazu verwendet werden, aber beide brennen ein wenig. Ein Umschlag mit roher, geriebener Kartoffel ist besonders wirksam bei Hämorrhoiden und Krampfadern im Genitalbereich, und ein Eisbeutel auf Damm und After verschafft ebenfalls Erleichterung. Vorbeugend und lindernd wirkt eine kalte Dusche, bei der Sie den Wasserstrahl an der Innenseite der Beine von unten nach oben führen. *Homöopathie:* Bei Hämorrhoiden und schmerzhafter Venenentzündung nehmen Sie bis zu einer Woche lang dreimal täglich Hamamelis C 6; die Arznei wird abgesetzt, sobald die Symptome abklingen. Tritt keine Besserung ein, sollten Sie einen Homöopathen aufsuchen. Calcium fluoratum C 6 dient dem Aufbau eines elastischen Gewebes und beugt einer Wiederkehr der Krampfadern vor. Die Einnahme erfolgt dreimal täglich über einen Zeitraum von maximal einer Woche. Für die äußere Anwendung bereiten Sie einen Umschlag mit einem Eßlöffel Arnika-Tinktur oder -Lotion vor, verdünnt mit einem Liter kaltem Wasser, den Sie zweimal täglich auf die betroffenen Bereiche auflegen. *Phytotherapie:* Roßkastaniensalbe kann zur lokalen Behandlung verwendet werden.

Kräutersitzbad bei Hämorrhoiden

120 g Zaubernuß, getrocknet
60 g Beinwellwurzel
2,5 l Wasser

Kochen Sie Zaubernuß und Beinwell-Wurzel im Wasser auf; acht Stunden ziehen lassen; in eine flache Schale seihen. Setzen Sie sich mindestens zweimal täglich 15 Minuten lang in die Lösung. Anschließend den Genitalbereich sorgfältig abtrocknen. Die Lösung kann wiederverwendet werden und lindert die Beschwerden selbst bei starkem Hämorrhoidenbefall.

Herzklopfen

Während der Schwangerschaft erhöht sich, wie wir bereits wissen, das Blutvolumen, das durch den Körper gepumpt wird, und das Herz muß entsprechend mehr leisten. Ein rascher oder unregelmäßiger Herzschlag ist in dieser Zeit normal und im allgemeinen kein Grund zur Besorgnis. Gelegentlich können jedoch eine Anämie (siehe Seite 78) oder Angstzustände (siehe Seite 70) die Ursache sein. In diesem Fall sollten Sie am besten mit Ihrem Arzt sprechen.

Selbsthilfe Absolvieren Sie regelmäßig Ihre Gymnastik-, (siehe Seite 30–41) Tiefenatmungs-, Meditations- und Entspannungsübungen (siehe Seite 18–21 und 43). *Bach-Blüten-Therapie:* Bei Herzklopfen helfen Rescue-Tropfen (einen Tropfenzähler voll). *Shiatsu:* Zur Milderung drücken Sie fest an den Punkt P 6 (siehe Seite 70).

Bei Angstgefühlen folgen Sie den Empfehlungen von Seite 70.

Karpaltunnel-Syndrom

In der Schwangerschaft kann die erhöhte Zufuhr von Körperflüssigkeiten zu den Extremitäten zu Schwellungen sowie zu Druck auf Nerven und Blutgefäße führen, die durch den Handwurzelkanal verlaufen, auch als Karpaltunnel bezeichnet. Infolgedessen verspüren Sie unter Umständen in der Hand, in den Fingern und manchmal im Arm ein taubes Gefühl, ein Kribbeln oder sogar Schmerzen. Nach der Geburt verschwinden diese Beschwerden in der Regel.

Professionelle Behandlung *Chiropraktik* oder *Akupunktur:* Beide Therapien können dazu beitragen, Taubheitsgefühl und Schmerzen zu lindern. *Homöopathie:* Bei schweren Symptomen ist der Homöopath in der Lage,

Ihnen eine wirksame Behandlung gegen eine Abflußbehinderung der Körperflüssigkeit zu empfehlen.

Selbsthilfe Führen Sie die unten beschriebenen Übungen für Hände, Finger und Handgelenke durch, die zur Verringerung der Körperflüssigkeit beitragen kann. Eine regelmäßige Lockerung der verspannten Nacken- und Schultermuskulatur durch Yoga und Massage vermag ebenfalls Abhilfe schaffen. *Homöopathie:* Nehmen Sie fünf Tage lang dreimal täglich Aconitum C 6. *Shiatsu:* Drücken Sie fest auf den Punkt P 6 (siehe Angstgefühle, Seite 70) oder bei Schmerzen im Daumen auf den unten angezeigten Shiatsu-Punkt auf dem Lungen-Meridian.

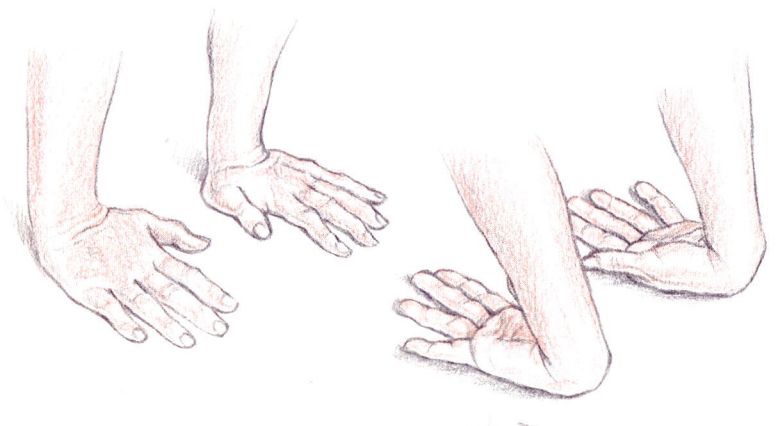

Massage
Helfer: Massieren Sie die Handgelenke Ihrer Partnerin mit dem Daumen in Pfeilrichtung. Bei einer Selbstmassage wird in Pfeilrichtung gesondert über jeden Bereich gestrichen.

Shiatsu
Lokalisieren Sie den Punkt Lunge 10 (LU 10) in der Mitte der fleischigen Daumenbasis. Fünf bis sieben Sekunden lang fest auf den Punkt drücken; dreimal wiederholen.

Übung
a Knien Sie sich auf allen vieren hin; die Handflächen liegen flach auf dem Boden, die Finger sind gespreizt. Verlagern Sie Ihr Gewicht nach vorn, um die Innenseite der Handgelenke behutsam zu dehnen. Position einige Sekunden lang halten.

b Beugen Sie die Gelenke, so daß die Handrücken auf dem Boden liegen. Lehnen Sie sich vorsichtig zurück, um die Außenseite der Handgelenke zu dehnen. Position einige Sekunden lang halten.

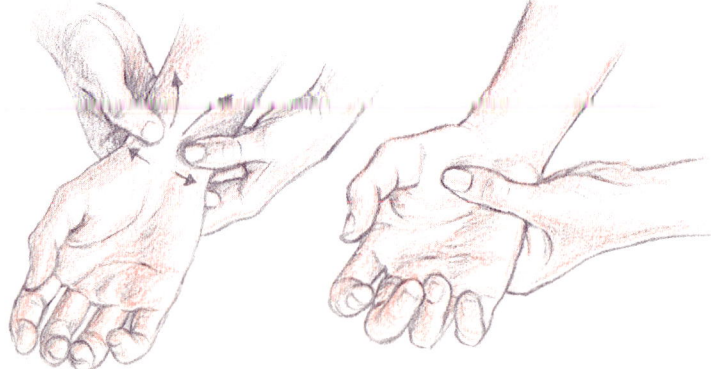

Ödeme

Bei manchen Schwangeren sind Aufgedunsenheit und ein Anschwellen der Gliedmaßen in gewissem Ausmaß normal; beides läßt sich auf die Erhöhung des Körperflüssigkeitsvolumens zurückführen. Betroffen sind vor allem Füße, Waden, Fesseln, Finger, manchmal auch das Gesicht. Hitze, langes Stehen und Erschöpfung können die Symptome verschlimmern. Es besteht jedoch kein Grund zur Besorgnis, solange keine weißen Dellen – sogenannte »Stauungsödeme« – zurückbleiben, wenn Sie mit dem Finger gegen eine Stelle drücken und wieder loslassen. Sind diese Stauungsödeme zudem mit Bluthochdruck und einer bestimmten Menge Urineiweiß gekoppelt, könnte es sich um Anzeichen einer Präeklampsie handeln.

Prävention Sorgen Sie für eine gesunde, ausgewogene Ernährung (siehe Seite 22–29), treiben Sie viel Gymnastik und trinken Sie Himbeerblättertee. Vermeiden Sie Überhitzung und Überanstrengung und nehmen Sie sich jeden Tag Zeit für eine ausgiebige Ruhepause (siehe Seite 42).

Professionelle Behandlung *Phytotherapie:* Löwenzahnblätter, Goldrute, Maisseide und Quecke sind sanfte harntreibende Mittel, deren Einnahme aber mit einem Phytotherapeuten abgesprochen werden muß. *Homöopathie:* Bei Ödemen wird eine Konstitutionsbehandlung empfohlen (siehe Seite 65). *Akupunktur:* Diese Therapie kann die Symptome ebenfalls abschwächen. *Aromatherapie:* Auch eine Massage mit ätherischen Ölen hilft in vielen Fällen.

Selbsthilfe Legen Sie vorbeugend mehrmals am Tag die Füße hoch, und setzen Sie sich so oft wie möglich hin; vermeiden Sie langes Stehen. Die Dehnübung für die innere Oberschenkelmuskulatur von Seite 39 kann ebenfalls der Vorbeugung dienen. Ergänzen Sie Ihre Kost mit Bierhefe, Knoblauch, rohen Zwiebeln, Äpfeln, blauen Weintrauben oder Traubensaft. *Homöopathie:* Nehmen Sie bis zu einer Woche lang dreimal täglich Natrium muriaticum C 6, bis die Symptome abklingen. Tritt keine Besserung ein, sollten Sie einen Homöopathen aufsuchen.

Gewichtsprobleme

Die normale Gewichtszunahme in der Schwangerschaft liegt zwischen fünf und 15 Kilogramm. Wenn Ihr Gewicht vorher normal war, dürfte kein Grund zur Besorgnis bestehen, vorausgesetzt, daß Sie sich richtig ernähren, regelmäßig Ihre Gymnastikübungen machen und nicht übermäßig unter Müdigkeit oder Atemlosigkeit leiden.

Eine gewisse Gewichtszunahme ist während der Schwangerschaft notwendig. Bei extremer Gewichtszunahme kann sich das Abnehmen nach der Geburt jedoch möglicherweise als schwierig erweisen.

Wenn Sie weniger als fünf Kilogramm zunehmen, verlieren Sie unter Umständen sogar Gewicht, oder das Baby wächst nicht so, wie es sollte. Ein kurzzeitiger Gewichtsverlust muß noch kein Anlaß zur Besorgnis sein, doch sollte Ihre Schwangerschaft besonders sorgfältig überwacht werden, falls das Baby bei den Kontrolluntersuchungen als zu klein erscheint, also eine Mangelentwicklung zu befürchten ist. Leichte, kleine Babys sind normalerweise stark und gesund; Sie sollten sich jedoch an die unten genannten Selbsthilfe-Hinweise halten, falls bei Ihrem Kind eine Mangelentwicklung festgestellt wird. Waren Sie bereits vor der Schwangerschaft untergewichtig, müssen Sie unbedingt Ihren Arzt davon in Kenntnis setzen. Ihr Körper wird vermutlich den gesamten Nährstoffbedarf des wachsenden Embryos befriedigen können, aber es fällt ihm unter Umständen schwerer, wenn Ihre Reserven erschöpft sind.

Selbsthilfe bei exzessiver Gewichtszunahme Fasten Sie auf keinen Fall! Konzentrieren Sie sich statt dessen auf eine gesunde, ausgewogene Ernährung (siehe Seite 22–29). Achten Sie darauf, daß Sie genügend Proteine und Kohlenhydrate aus Vollwertgetreide zu sich nehmen. Meiden Sie süße oder frittierte Gerichte, raffinierten Zucker und Getränke mit hohem Kaloriengehalt. Essen Sie viel frisches rohes Gemüse und Obst; Trockenfrüchte sollten Sie nur in Maßen verzehren, da diese stark ansetzen. Ein gutes Mineralstoff- und Vitamin-Zusatzpräparat kann die Gelüste auf industriell veredelte, kalorienreiche Nahrungsmittel bremsen.

Tägliche Gymnastikübungen, die nicht allzu sehr anstrengen, tragen dazu bei, Kalorien zu verbrennen. Beginnen Sie zunächst mit nur ein oder zwei Übungen aus dem Programm, das auf den Seiten 30–41 beschrieben wurde; steigern Sie Ihr tägliches Pensum schrittweise, bis Sie alle Übungen bewältigen können. Machen Sie jeden Tag einen Spaziergang an der frischen Luft, und versuchen Sie mehrmals in der Woche schwimmen zu gehen.

Selbsthilfe bei unzureichender Gewichtszunahme Stellen Sie Ihre gesamte Ernährung gemäß den Anleitungen auf den Seiten 22–29 um. Sie dürfen unter gar keinen Umständen fasten! Wenn Sie aufgrund von Übelkeit und Erbrechen Gewicht verlieren, versuchen Sie, in regelmäßigen Abständen kleine Portionen zu essen. Lassen Sie sich von einem Ernährungsfachmann beraten, falls Sie stark untergewichtig sind. Ein Vitamin-B-Komplex-Zusatzpräparat und Gelee Royale regen den Appetit an; ein organisches Multivitamin-Präparat und ein mineralstoffhaltiges Tonikum sind Ihrer allgemeinen Gesundheit förderlich. Falls Ihr Baby sich nicht richtig entwickelt, sollten Sie in Ihre Kost zinkhaltige Lebensmittel aufnehmen (siehe Seite 25) oder das tägliche Eisen- durch ein Zinkpräparat ergänzen, das zu einer anderen Tageszeit eingenommen wird. Achten Sie darauf, daß Sie sich genügend ausruhen. *Psychologische Beratung:* Falls der Verdacht besteht, daß ein seelisches Problem den Gewichtsverlust verursacht, sollten Sie die Hilfe eines psychologisch geschulten Beraters oder eines Psychotherapeuten in Anspruch nehmen.

Schmerzen

Während der Schwangerschaft ändert sich Ihre Körperhaltung, um sich dem Gewicht des wachsenden Babys besser anpassen zu können. Hinzu kommt, daß durch die erhöhte hormonale Aktivität die Bänder gelockert werden, die Ihre Gelenke zusammenhalten. Infolgedessen erhöht sich die Elastizität des gesamten Knochengerüsts in Vorbereitung auf die Geburt.

Die meisten Beschwerden und Schmerzen in der Schwangerschaft sind auf diese Veränderungen zurückzuführen und in der Regel kaum ernster Natur. Grundlegende körperliche Unausgewogenheiten und starker Druck auf die Nervenenden können jedoch ein Gefühl des Unbehagens oder sogar Schmerzen auslösen und ein Anzeichen dafür sein, daß Sie sich behandeln lassen müssen. Sie sollten auf jeden Fall Ihren Arzt informieren, sobald Schmerzen auftreten, insbesondere, wenn diese heftig sind und/oder nicht zurückgehen.

Allgemeine Empfehlungen zur Behandlung von Schmerzen sind unter den Rubriken *Selbsthilfe* und *Professionelle Behandlung* aufgeführt. Spezifische Beschwerden und Schmerzen finden Sie unter den verschiedenen Überschriften aufgelistet, zusammen mit Übungen und Vorschlägen für verschiedene Behandlungsformen, die eine Besserung versprechen.

Prävention Die Übungen auf den Seiten 30–41 lindern nicht nur die am häufigsten auftretenden Beschwerden und Schmerzen, sondern wirken auch vorbeugend.

KOPFSCHMERZEN Während der Schwangerschaft können Kopfschmerzen Folge von hormonalen Veränderungen, Verspannungen, organisch bedingten Erschöpfungszuständen, toxischen Vorgängen, einer schlechten Körperhaltung oder einer Virusinfektion sein.

Akute Selbsthilfe Weichen Sie ein Tuch in kaltem Wasser ein, dem Sie ein paar Tropfen Lavendelöl beigefügt haben. Legen Sie es auf die Stirn und ruhen Sie sich in einem abgedunkelten Raum aus. Führen Sie die unten beschriebenen Übungen durch, die sowohl der Beseitigung als auch der Vorbeugung von Verspannungen dienen. *Aromatherapie:* Um sich Erleichterung zu verschaffen, massieren Sie Wirbelsäule, Hals und Kopf mit einem Basisöl, dem Sie einige Tropfen Lavendelöl beigefügt haben. Sie können auch dem Badewasser einige Tropfen Lavendelöl zusetzen.

Professionelle Behandlung *Chiropraktik* und *Kraniale Osteopathie:* Beide Therapien können Erfolge bei der Beseitigung von Schmerzen im Wirbelbereich bringen, auch und gerade während der Schwangerschaft. Vergewissern Sie sich jedoch, daß Ihr Chiropraktiker Erfahrung in der Behandlung schwangerer Frauen hat. Ihr Körper verändert sich stetig, und folglich können regelmäßige Sitzungen notwendig werden. *Akupunktur* oder *Shiatsu:* Auch diese Therapien können Schmerzen lindern helfen. *Homöopathie:* Lassen Sie sich von einem Homöopathen über die Arzneimittel beraten, die Sie in Verbindung mit anderen Therapieformen einnehmen dürfen.

Vorbeugende Selbsthilfe Versuchen Sie Streß und Übermüdung zu vermeiden. Achten Sie auf Ihre Körperhaltung (siehe Seite 32/33) und darauf, daß Sie Ihre Beschwerden oder Schmerzen nicht durch falsche Bewegungsabläufe verschlimmern. Wenn Sie etwas aufheben, sollten Sie in die Hocke gehen, statt sich vorzubeugen und so den Rücken zu belasten. Stehen Sie nicht zu lange, sondern setzen Sie sich so oft es geht hin. Regelmäßiges Schwimmen, insbesondere gegen Ende der Schwangerschaft, und regelmäßige Massagen wirken schmerzlindernd.

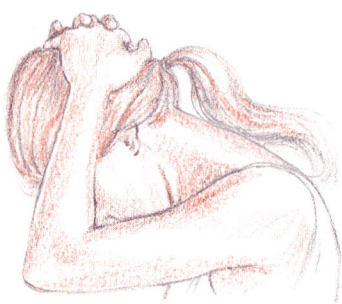 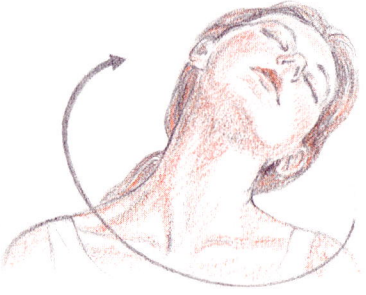 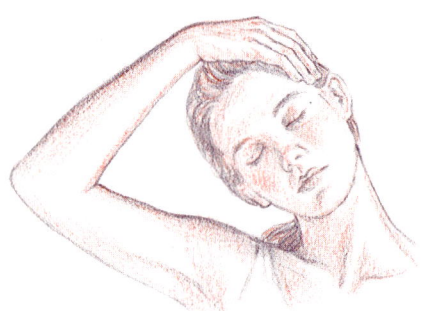

Übung

a *Verschränken Sie die Hände hinter dem Kopf. Senken Sie das Kinn auf die Brust und lockern Sie die Arme. Atmen Sie tief. Heben Sie nun langsam den Kopf und lassen Sie ihn nach hinten sinken. Dehnen Sie die Halsmuskulatur, indem Sie die Zähne fest zusammenbeißen. Position einige Sekunden halten und den Kopf langsam hochnehmen.*

b *Lockern Sie Kiefer und Nacken. Beschreiben Sie mit dem Kopf langsam einen vollen Kreis; achten Sie darauf, daß der Rest des Körpers unbewegt bleibt. Atmen Sie gleichmäßig, und kreisen Sie den Kopf entsprechend seinem natürlichen Bewegungsablauf. Nach drei- oder viermaligem Kreisen die Richtung wechseln und wiederholen.*

c *Lassen Sie den Kopf seitwärts zur Schulter fallen; die rechte Hand auf den Haaransatz, Arm lockern. Atmen Sie tief. Halten Sie die Position einige Sekunden. Auf der anderen Seite wiederholen. Jetzt blicken Sie zuerst über die rechte, dann über die linke Schulter. Anschließend lassen Sie den Kopf langsam nach links und rechts fallen.*

RÜCKENSCHMERZEN Schmerzen im unteren Rücken sind während der Schwangerschaft weit verbreitet, denn dieser Bereich des Körpers wird durch das zusätzliche Gewicht, das Sie mit sich herumtragen, am meisten belastet. Vielleicht machen sich auch Schmerzen in der Mitte der oberen Wirbelsäule, im Nacken und in den Schultern bemerkbar. Diese Art von Schmerzen werden in der Regel durch Verspannungen oder Haltungsprobleme verursacht, die schon vor der Schwangerschaft bestanden haben.

SCHMERZEN IM KREUZ Die vermehrten Hormonausschüttungen, die während der Schwangerschaft die Bänder weicher machen, können auch für eine erhöhte Beweglichkeit der Sakralgelenke sorgen, die zwischen Kreuz- und Darmbein an der Hinterseite des Beckens liegen. Der so vergrößerte Druck auf die Nerven, die aus der unteren Wirbelsäule austreten, kann einen stechenden Schmerz hervorrufen, der sich möglicherweise bis in die Beine fortsetzt. Am schlimmsten sind die Schmerzen, wenn Sie auf dem Rücken liegen. Probieren Sie eine andere Ruhestellung aus (siehe Seite 42).

Selbsthilfe Absolvieren Sie die Übungen Becken einziehen, Rücken entspannen und Wirbelsäule drehen von den Seiten 37 und 40/41; sie tragen dazu bei, die Schmerzen zu lindern und die Wirbelsäule zu stärken. Achten Sie stets auf Ihre Körperhaltung (siehe Seite 32/33), vermeiden Sie ein Hohlkreuz, und bemühen Sie sich beim Gehen und Stehen um eine parallele Fußstellung.

Professionelle Behandlung Chiropraktik: Die Behandlung durch einen Chiropraktiker ist sehr wichtig, weil Kreuzschmerzen nicht nur für einen steten Energieverlust sorgen, sondern sich auch von einem Augenblick zum anderen verschlimmern können.

Selbsthilfe Konzentrieren Sie sich auf die Übungen zur Vorbeugung und Beseitigung von Rückenschmerzen (siehe oben). Unterbrechen Sie das Programm jedoch sofort, wenn Ihnen eine dieser Übungen Schmerzen verursacht. Der unten beschriebene Bewegungsablauf lindert die Schmerzen während eines Anfalls.

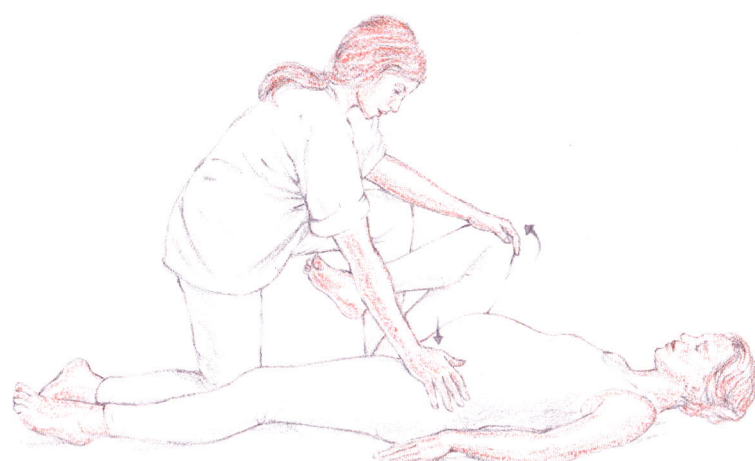

Übung

Helfer: Knien Sie sich neben Ihre Partnerin, die auf dem Rücken liegt. Stabilisieren Sie ihren rechten Hüftknochen, indem Sie ihn mit Ihrer rechten Hand fest, aber behutsam nach unten drücken. Drücken Sie mit der linken Hand langsam ihr linkes Knie zurück; lassen Sie es kreisen, wobei Sie sanften Druck ausüben. Nach einigen Sekunden loslassen und auf der anderen Seite wiederholen.

Falls die Übung nicht hilft, sollten Sie einen Chiropraktiker aufsuchen.

RIPPENSCHMERZEN können an den Brustkorbseiten zwischen Achselhöhle und Taille auftreten. Das ist normalerweise der Fall, wenn die Muskeln des Zwerchfells, die mit den Rippen verbunden sind, und die Bauchmuskeln überdehnt und durch den vergrößerten Uterus belastet werden. Gegen Ende der Schwangerschaft können auch die Bewegungen Ihres Babys Schmerzen oder ein unangenehmes Gefühl im unteren Bereich des Brustkorbs, in Höhe des Rippenbogens, auslösen.

Selbsthilfe Führen Sie die Dehnübungen für die Schulter und die innere Oberschenkelmuskulatur durch (siehe Seite 37 und 39), um sich Linderung zu verschaffen.

SCHMERZEN IM BECKEN Gegen Ende der Schwangerschaft, wenn sich die Schambeinfuge in Vorbereitung auf die Geburt dehnt, treten häufig Schmerzen im vorderen Schambeinbereich auf. Sie verschlimmern sich unter Umständen, wenn Sie spazierengehen, lange stehen oder müde sind.

Selbsthilfe Durch viel Ruhe und vorsichtige Durchführung der Übung »Schneidersitz« (siehe Seite 40, Position a) läßt sich Abhilfe schaffen. Vermeiden Sie jedoch alle anstrengenden Übungen oder jede Bewegung, die ein Gefühl des Unbehagens oder Schmerzen auslöst.

BAUCHSCHMERZEN Während der Schwangerschaft können verschiedene Arten von Schmerzen im Bauch auftreten. Sie stehen normalerweise in Zusammenhang mit den Muskelveränderungen oder der Ausdehnung der Gebärmutter. Sie sind selten ernsthafter Natur und erinnern oft an die unangenehmen Unterleibsschmerzen während der Menstruation. Es ist jedoch wichtig, daß Sie mit Ihrem Arzt darüber sprechen. Bei heftigen oder anhaltenden Schmerzen sollten Sie unbedingt sofort den Arzt aufsuchen.

Selbsthilfe Nehmen Sie die liegende Grundposition a (Seite 40) oder die Position c (auf allen vieren knien, Seite 36) ein. Entspannen Sie sich und atmen Sie tief; lockern Sie die Bauchmuskeln vollständig. Massieren Sie sanft den Bauch, wenn Sie das Gefühl haben, es könnte helfen. Probieren Sie dieselbe Entspannungstechnik in der Position c (gespreizte Beine gegen die Wand strecken) von Seite 39.

Muskelkrämpfe

Derartige Attacken kommen in der Schwangerschaft nicht selten vor und äußern sich häufig als plötzlicher Waden- oder Fußkrampf. Die einzelnen Krampfanfälle dauern meist nur wenige Minuten und sind auf das zusätzliche Gewicht zurückzuführen. Sie können auch durch Veränderungen in der Durchblutung oder einen Kalziummangel verursacht sein.

Prävention Machen Sie regelmäßig Ihre Gymnastik-übungen (siehe Seite 30–41). Achten Sie darauf, daß Ihre Kost genügend Kalzium enthält (siehe Seite 25), oder nehmen Sie zusätzlich ein Kalzium- und Magnesiumpräparat.

Professionelle Behandlung *Akupunktur* und *Chiropraktik:* Beide Behandlungsformen können krampflösend wirken.

Selbsthilfe Sobald der Krampf einsetzt, massieren Sie den Muskel, während Sie die Ferse strecken und die Zehen zum Körper hin ziehen.

Die unten aufgeführte Übung hat ebenfalls Wirkung in akuten Fällen oder als vorbeugende Maßnahme. *Homöopathie:* Lösen Sie vier Tabletten Magnesium phosphoricum in einem kleinen Glas mit lauwarmem Wasser auf und trinken Sie es, wenn der Krampf einsetzt. *Phytotherapie:* Probieren Sie aus, ob Ihnen ein Absud aus der amerikanischen Schneeball-Wurzel Linderung bringt. Dazu lassen Sie 28 Gramm der getrockneten Wurzeln in etwa 800 Milliliter Wasser 20 Minuten lang simmern. Seihen Sie den abgekühlten Sud anschließend durch und trinken Sie davon dreimal täglich. *Shiatsu:* Drücken Sie fest auf den unten beschriebenen Punkt, um die Schmerzen zu beseitigen.

Übung
Stellen Sie sich in 30 Zentimeter Entfernung von der Wand hin. Beugen Sie die Knie und lehnen Sie sich vor; die Unterarme befinden sich flach an der Wand. Strecken Sie ein Bein, und stellen Sie den Fuß so weit, wie Sie können, von der Wand entfernt auf den Boden, ohne die Ferse zu heben. Einige Sekunden halten und das Gewicht nach hinten auf die Ferse verlagern. Nun das Standbein wechseln. Mehrmals wiederholen.

Shiatsu
Beugen Sie den rechten Fuß wie abgebildet. Lokalisieren Sie den Punkt Leber 4 (L 4) in der Mulde zwischen Sehne und Innenknöchel. Fünf bis sieben Sekunden lang pressen. Dreimal wiederholen.

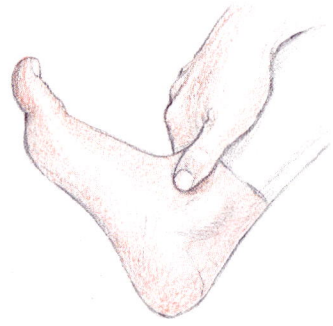

Übelkeit/Erbrechen

Morgendliche Übelkeit und leichtes Erbrechen sind häufige Symptome zu Beginn der Schwangerschaft. Die Übelkeit kann zu verschiedenen Tageszeiten auftreten und von Müdigkeit und Lethargie begleitet sein; normalerweise verschwinden diese Symptome jedoch im Verlauf der ersten drei Monate. Gelegentlich setzen sie sich allerdings während der ganzen Schwangerschaft fort, wobei die Wahrscheinlichkeit noch höher ist, wenn Sie Zwillinge erwarten. Bei starkem Erbrechen, das nicht aufhören will, müssen Sie dringend einen Arzt aufsuchen.

Obwohl die Ursachen der Übelkeit während der Schwangerschaft bisher nicht bekannt sind, tragen die folgenden Faktoren vermutlich dazu bei: niedrige Blutzuckerwerte, niedriger Blutdruck, hormonale Veränderungen, emotionale Unausgeglichenheit in bezug auf die Schwangerschaft, Mangelernährung (insbesondere an Vitamin B_6 und Eisen), ein Übermaß an industriell veredelten, scharf gewürzten oder fettigen Speisen und Druck auf den Magen infolge der Gebärmuttervergrößerung in den letzten Wochen der Schwangerschaft.

Professionelle Behandlung *Homöopathie, Akupunktur, Psychotherapie* und *Kraniale Osteopathie:* Diese Therapieformen können der Übelkeit entgegenwirken. *Phytotherapie:* Ein Besuch beim Phytotherapeuten ist empfehlenswert, da hier eine breite Palette von Heilkräutern zur Wahl steht. Kamille und Wilde Yamswurzel beispielsweise haben einen verdauungsfördernden und abführenden Effekt; Melisse und Mädesüß wirken beruhigend. Vielleicht verordnet man Ihnen auch Einhornwurzel, die eine ausgleichende Wirkung auf den Hormonhaushalt hat.

Selbsthilfe Nachfolgend finden Sie einige Ratschläge und Naturheilmittel aufgelistet, die bei Übelkeit helfen. Falls bei einem bestimmten die Wirkung ausbleibt, sollten Sie ein anderes ausprobieren.

Führen Sie Tiefenatmungs-, Meditations- und Yogaübungen durch (siehe Seite 18–21 und Seite 30–43). Versuchen Sie, jeden Tag eine Stunde lang an der frischen Luft spazierenzugehen. Ziehen Sie auch die Möglichkeit seelischer Ursachen in Betracht und nehmen Sie, falls nötig, entsprechende fachkundige Hilfe in Anspruch.

Eine proteinreiche Zwischenmahlzeit, am Abend eine halbe Stunde vor dem Zubettgehen verzehrt, sorgt dafür, daß Ihr Blutzuckerspiegel während der Nacht nicht zu stark abfällt. Stehen Sie morgens langsam auf und lassen Sie sich bei Ihren Verrichtungen Zeit. Ein Teelöffel Apfelessig, in eine Tasse lauwarmes Wasser gegeben und auf nüchternen Magen getrunken, kann wahre Wunder wirken. Auch ein Sud aus geriebener Ingwerwurzel hilft, die Übelkeit zu überwinden. Erhöhen Sie den Anteil eisenhaltiger Nahrungsmittel in Ihrer Kost (siehe Seite 25). Sollten Sie keinen Appetit haben, nehmen Sie täglich zehn bis 20 Gramm Vitamin B_6 ergänzend ein.

Homöopathie: Bei starkem Brechreiz nehmen Sie fünf Tage lang dreimal täglich Ipecacuanha C 6; Sie können das Mittel absetzen, sobald die Symptome abklingen. Tritt keine Besserung ein, sollten Sie einen Homöopathen aufsuchen. *Phytotherapie:* Rotulmen-Tabletten beruhigen den Verdauungstrakt; nehmen Sie zwei vor jeder Mahlzeit, oder fügen Sie es als Pulver Ihren Mahlzeiten bei. *Shiatsu:* Drücken Sie die Punkte auf dem Magenmeridian (siehe Sodbrennen, Seite 88) oder den Punkt PC 6 (siehe Angstgefühle, Seite 70), um die Symptome abzuschwächen. *Aromatherapie:* Verwenden Sie ätherische Öle der Duftnoten Lavendel, Kamille und Rose – jedes für sich oder gemischt – als Massageöl. Auch ein Tropfen Pfefferminzöl, mit einem Zuckerwürfel eingenommen, kann außerordentlich wirksam sein, sobald sich die ersten Symptome bemerkbar machen.

Frühstück bei morgendlicher Übelkeit

Bleiben Sie nach dem Aufwachen noch eine halbe Stunde im Bett liegen und trinken Sie in kleinen Schlucken einen Kräutertee (siehe Seite 63, Teeliste). Dazu gibt es ein paar trockene Kekse oder ein Glas Mineralwasser. Stehen Sie langsam auf und bereiten Sie sich einen zweiten kleinen Imbiß aus frischem Obst oder Obstsaft zu. Atmen Sie bei geöffnetem Fenster tief die frische Luft ein. Eine halbe Stunde später nehmen Sie dann eine Scheibe Vollkorntoast mit einem Aufstrich aus Hefeextrakt und eine zweite Tasse Kräutertee zu sich.

Verstopfung

Eine Verstopfung kann während der Schwangerschaft zum Problem werden, da die hormonalen Veränderungen zur Folge haben, daß die Nahrung langsamer durch den Verdauungstrakt transportiert wird. Ursache der Darmträgheit könnte ebenfalls eine schlechte, vor allem ballaststoffarme Ernährung sein. Aber auch Streß, Nervosität und Lebensmittelallergien gehören möglicherweise zu den Einflußfaktoren. Synthetische Eisenzusatzpräparate, die vielen Schwangeren verschrieben werden, können eventuell ebenfalls Ursache der Verstopfung sein (Alternativen siehe Anämie, Seite 78).

Prävention Regelmäßige Gymnastik (siehe Seite 30–41) und eine Kost, die sich aus viel frischem Gemüse, Obst und Vollwertprodukten statt industriell verfeinerten Lebensmitteln zusammensetzt (siehe Seite 22–29), sorgen für eine gute Verdauung. Essen Sie nicht zuviel rotes Fleisch und achten Sie darauf, daß Sie genügend Flüssigkeit zu sich nehmen, einschließlich Kräutertees, Obst- und Gemüsesäften, dünnen Suppen und stillem Mineralwasser. Eine Tasse heißes Wasser oder Kräutertee, morgens auf nüchternen Magen getrunken, kann ebenfalls vorbeugend wirken. Wichtig ist vor allem, sich morgens nicht abzuhetzen, sondern sich Zeit zu lassen. Wenn Sie den Drang verspüren, den Darm zu entleeren, versuchen Sie sofort zu reagieren. Denken Sie daran, während des Stuhlgangs tief durchzuatmen, sich zu entspannen und jeden Druck zu vermeiden. Wenn Sie dabei in die Hocke gehen, entlasten Sie den Darm.

Professionelle Behandlung *Akupunktur* oder *Shiatsu:* Beide Therapieformen tragen dazu bei, blockierte Energieströme in Fluß zu bringen. *Homöopathie:* Eine Konstitutionsbehandlung (siehe Seite 65) kann gute Erfolge zeitigen. *Aromatherapie:* Massagen mit ätherischen Ölen haben sich bei chronischer Verstopfung bewährt.

Selbsthilfe Meiden Sie Abführmittel und erhöhen Sie besser den Anteil der ballaststoffreichen Lebensmittel in Ihrer Kost. Wichtig sind vor allem rohe oder leicht gedämpfte Gemüse und frisches Obst. Schränken Sie den Verzehr von Milchprodukten ein (Alternativen siehe Seite 27). Auch das im Brot enthaltene Gluten kann den Darm belasten; versuchen Sie, sich auf Reismehlfladen oder glutenfreies Brot umzustellen. Günstig wäre es auch, Ihren Gerichten biologische Haferkleie beizumengen, aber achten Sie in diesem Fall darauf, daß Sie genügend Flüssigkeit zu sich nehmen. Zum Frühstück sollten Sie über Nacht in Wasser eingeweichte Trockenpflaumen oder Feigen essen oder einen im Handel erhältlichen Pflaumensaft trinken.

Machen Sie stets Ihre Gymnastikübungen (siehe Seite 30–41) und gehen Sie jeden Tag ein paar Minuten in die Hockstellung. Massieren Sie regelmäßig im Uhrzeigersinn, dem Verlauf des Dickdarms folgend, Ihren Bauch (siehe Seite 46). *Homöopathie:* Nehmen Sie bis zu einer Woche lang dreimal täglich Nux vomica C 6. Setzen Sie das Mittel ab, sobald sich eine Besserung zeigt; falls nötig, können Sie die Behandlung wiederholen. Falls die Symptome jetzt nicht verschwinden, suchen Sie einen Homöopathen auf.

Sodbrennen

Die Hormone, die während der Schwangerschaft ausgeschüttet werden, machen die Klappe zwischen Speiseröhre und Magen weicher. Das hat einen Rückfluß von Nahrung und Magensäure zur Folge. Dadurch werden die Wände der Speiseröhre gereizt und Schmerzgefühle sowie ein Brennen im Brustkorb verursacht. Der Druck auf den Magen durch die wachsende Gebärmutter kann die Symptome verstärken, insbesondere während der letzten Schwangerschaftsmonate. Sodbrennen macht sich vor allem nach dem Essen bemerkbar, oftmals auch infolge einer falsch zusammengestellten oder zu hastig eingenommenen Mahlzeit. Es kann aber jederzeit, auch bei emotionaler Erregung, auftreten.

Prävention Essen Sie in regelmäßigen Abständen kleine Portionen. Nehmen Sie die letzte Mahlzeit am Abend mindestens zwei Stunden vor dem Zubettgehen zu sich. Lassen Sie sich Zeit beim Essen, kauen Sie gründlich und legen Sie sich nach dem Essen zum Ausruhen nicht hin. Verzichten Sie auf scharf gewürzte, fettige, zucker- und säurehaltige und all jene Speisen, die Ihnen nicht bekommen. Versuchen Sie, beim Essen nichts zu trinken, weil dadurch die Verdauungssäfte wässriger werden. Ein Fencheltee, nach der Mahlzeit in kleinen Schlucken getrunken, fördert die Verdauung. Stimulierende Getränke wie Schwarztee und Kaffee sollten Sie nach Möglichkeit meiden.

Selbsthilfe Alkalische (basische) Speisen wie Joghurt oder Milch können dazu beitragen, Sodbrennen zu lindern. Bleibt die Wirkung aus, sollten Sie es mit säurereicher Nahrung probieren wie Orangen, Ananas oder Tomatensaft. Papayas enthalten Verdauungsenzyme; sie können frisch gegessen werden, sind aber auch in Form von Lutschtabletten erhältlich. Einige rohe Mandeln, die Sie langsam zerkauen, helfen ebenfalls bei der Bekämpfung der Symptome. Getrocknete, gesalzene Umeboshi-Pflaumen aus Japan, die es in guten Reformhäusern zu kaufen gibt, sind eine hervorragende Verdauungshilfe. Ein Tee, zubereitet aus einer Tasse kochendem Wasser und einer Umeboshi-Pflaume, kann mit Tamari aromatisiert und heiß oder kalt getrunken werden. Mädesüßtee hat eine abführende, beruhigende Wirkung. Bei starkem Sodbrennen sollten Sie jeweils zu verschiedenen Tageszeiten Proteine und Kohlenhydrate zu sich nehmen, um die Beschwerden zu beseitigen. Gemüse sind neutral und können entweder mit Proteinen oder mit Kohlenhydraten kombiniert werden. Obst ißt man jedoch besser zu Beginn statt am Ende einer Mahlzeit.

Die Dehnübungen für Schulter- und innere Oberschenkelmuskulatur von Seite 37 und 39 können ebenfalls Erleichterung verschaffen. *Phytotherapie:* Ein Teelöffel Rotulmen-Pulver, in Wasser oder Milch gelöst, neutralisiert den Magen. *Homöopathie:* Nehmen Sie dreimal täglich Mercurius solubilis C 6 oder Natrium phosphoricum C 6. Setzen Sie die Mittel ab, sobald die Symptome abklingen. Tritt keine Besserung ein, sollten Sie einen Homöopathen aufsuchen. *Shiatsu:* Drücken Sie den Punkt P 6 (siehe Karpaltunnel-Syndrom, Seite 82). Bitten Sie Ihren Partner, die Shiatsu-Punkte auf dem Magenmeridian wie unten beschrieben zu massieren.

Shiatsu

Helfer: Während Ihre Partnerin mit abgestütztem Rücken auf dem Boden sitzt, legen Sie ihr eine Hand auf den Oberschenkel. Pressen Sie mit dem Daumen der anderen Hand gegen die Shiatsu-Punkte auf dem Magenmeridian. Konzentrieren Sie sich dabei besonders auf den Punkt Magen 36 (M 36); er liegt vier Fingerbreit unterhalb der Kniescheibe in der Mulde an der Außenseite des Schienbeins.

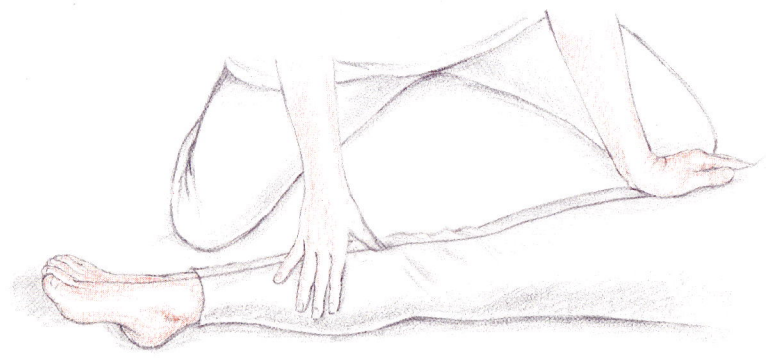

Diarrhöe

Wenn Sie Durchfall haben, wird der Stuhlgang dünn und wässrig; zusätzlich können sich noch Bauchschmerzen und Blähungen einstellen. Eine plötzlich auftretende Diarrhöe vergeht in der Regel schnell und signalisiert meistens, daß sich der Körper von unerwünschten Substanzen oder Krankheitserregern befreit. Durchfall kann durch eine Magenschleimhautentzündung, Lebensmittelvergiftung, Umweltschadstoffe, Behandlung mit Antibiotika, eine unausgewogene Ernährung, zuviel Vitamin C oder Zucker, übermäßiges Essen, Angstgefühle oder emotionale Erregung ausgelöst werden. Er tritt gegen Ende der Schwangerschaft, in den Tagen unmittelbar vor der Geburt, häufig auf. Eine lang andauernde Diarrhöe kann jedoch zu Mangelerscheinungen führen und sollte unbedingt ernstgenommen werden. Sie wird unter anderem durch Allergien, Salmonellen, Kochgeschirr aus Aluminium, Streß oder ständig übermäßiges Essen ausgelöst.

Prävention Bemühen Sie sich darum, den Zuckergehalt in Ihrer Kost zu reduzieren. Auf Reisen, besonders in heißen Ländern, sollten Sie in Flaschen abgefülltes Tafelwasser trinken und sämtliche Obst- und Gemüsesorten schälen. Meiden Sie auf jeden Fall wie auch immer konservierte, industriell veredelte und solche Nahrungsmittel, die verdorben sind beziehungsweise Schadstoffe oder giftige Substanzen enthalten könnten.

Professionelle Behandlung *Homöopathie:* Für die Behandlung von Durchfallerkrankungen gibt es eine breite Palette wirksamer Arzneimittel, und deshalb ist es ratsam, einen Homöopathen zu konsultieren. *Akupunktur:* Diese Therapie kann dazu beitragen, im Fall einer chronischen Diarrhöe die Energieströme des Körpers auszugleichen.

Selbsthilfe Um ein Austrocknen zu vermeiden, sollten Sie viel Flüssigkeit trinken, einschließlich Wasser und Himbeerblättertee. Lassen Sie zunächst eine Mahlzeit aus und essen Sie dann einen oder zwei Tage lang Schonkost, beispielsweise braunen Reis, leicht gedämpftes Gemüse, Joghurt aus lebenden Kulturen oder reife Bananen. *Phytotherapie:* Bereiten Sie aus je einem Teelöffel Pfefferminze und Kamille oder Fenchel auf zwei Tassen kochendes Wasser einen Tee zu (siehe **Vorsicht**, Seite 63). Trinken Sie regelmäßig davon, wenn der Durchfall einsetzt. *Erste-Hilfe-Homöopathie:* Wenn Sie unter einer akuten Lebensmittelvergiftung leiden, begleitet von Durchfall und Erbrechen, nehmen Sie sofort Arsenicum C 6 und alle zwei Stunden weitere Tropfen in gleicher Dosierung. Tritt keine Besserung ein, sollten Sie einen Homöopathen aufsuchen. Da manche Formen der Lebensmittelvergiftung, bei denen Toxine eine Rolle spielen, dem ungeborenen Kind schaden können, müssen Sie unbedingt Ihren Arzt informieren, sobald sich starke Symptome bemerkbar machen.

Blasen- und Nierenprobleme

Ihre Nieren müssen in der Schwangerschaft mehr leisten infolge des erhöhten Flüssigkeitsvolumens, das im Körper zirkuliert. Die zusätzliche Belastung kann Ihr Harnsystem anfälliger für Infektionskrankheiten machen. Eine Blasenentzündung, Zystitis genannt, kommt in der Schwangerschaft häufiger vor. Sie wird von Brennen beim Urinieren, dem ständigen Drang Wasser zu lassen – was jedoch wenig Erleichterung schafft – und manchmal leichten Schmerzen oder Krämpfen im Unterleib begleitet. Eine Pyelitis, eine Nierenbeckenentzündung, ist ernster zu nehmen als der Blasenkatarrh. Sie äußert sich in einem Schwächegefühl oder Schmerzen im unteren Rücken, Fieber, Lethargie und Kopfschmerzen. Treten die Symptome der Nierenbeckenentzündung zusammen mit Blut im Urin auf, liegt möglicherweise eine Hämaturie vor (Ausscheidung nicht zerfallener roter Blutkörperchen mit dem Urin). Sie sollten Ihren Arzt davon in Kenntnis setzen, falls Sie meinen, daß bei Ihnen eine Harnwegsinfektion vorliegt. Sprechen Sie mit ihm auch über alternative Behandlungsformen, sollten Sie welche in Betracht ziehen.

Während der Schwangerschaft kann es auch zu einer gelegentlichen Inkontinenz beim Lachen oder Niesen kommen. Sie entsteht aufgrund der körperentspannenden Wirkung der Hormone, die in dieser Zeit ausgeschüttet werden, und verschwindet normalerweise nach der Geburt.

Prävention Meiden Sie minderwertige Fertigprodukte, raffinierte Stärken, Zucker, Kaffee, Schwarztee und Nahrungsmittel mit hohem Säuregehalt. Essen Sie jeden Tag Joghurt aus lebenden Kulturen. Nehmen Sie viel Flüssigkeit zu sich: Getränke, die Gerstenextrakt enthalten, und Brennesseltee sind besonders empfehlenswert. Um einer Hautreizung vorzubeugen, sollten Sie Baumwollunterwäsche tragen, den Genitalbereich nicht mit Seife, sondern nur mit Wasser waschen und weder Badeschaum noch Badesalz verwenden. Wenn Sie nach dem Geschlechtsverkehr die Blase entleeren und die Genitalien anschließend

mit Wasser reinigen, können Sie das Risiko einer Infektion verringern. Nach dem Gang auf die Toilette sollten Sie sich von vorn nach hinten säubern und nach Möglichkeit waschen. Tragen Sie an kalten Wintertagen warme Unterwäsche, damit Sie sich die Blase nicht verkühlen.

Professionelle Behandlung Bei allen Infektionen der Harnwege ist es angezeigt, einen Arzt oder Heilpraktiker aufzusuchen. Die Behandlung mit Antibiotika läßt sich vermeiden, vorausgesetzt, die alternative Behandlung führt zu einer sofortigen Besserung. *Homöopathie* oder *Akupunktur:* Beide Therapien zeitigen hervorragende Ergebnisse bei akuten und chronischen Harnwegserkrankungen. *Phytotherapie:* Heilkräuter wie Bärentraube und Maisseide sind stark harntreibende Mittel mit antibakteriellen Eigenschaften, die wirksamer als Antibiotika sein können. Suchen Sie einen guten, phytotherapeutisch geschulten Heilpraktiker auf, da diese Heilkräuter verordnet werden müssen. *Aromatherapie:* Diese Behandlungsform hat sich auch bei chronischer Blasenentzündung bewährt.

Selbsthilfe Infektionen der Harnwege können sich rapide verschlimmern, deshalb ist es wichtig, mit der Behandlung sofort zu beginnen. Meiden Sie säurehaltige Speisen, Zucker, Obst und Obstsäfte. Trinken Sie auf nüchternen Magen etwa einen halben Liter Tafelwasser, um das gesamte Harnsystem durchzuspülen. Bereichern Sie Ihre Kost mit verschiedenen Kohlsorten, Knoblauch und Lauch. Mischen Sie ungesüßten Moosbeerensaft, der im Reformhaus erhältlich ist, mit einer Handvoll frischer Petersilie. Mit dieser Mixtur, dreimal täglich getrunken, läßt sich eine ungeheure Wirkung erzielen. Getränke, die Gerstenextrakt enthalten, helfen bei einer Infektion der Harnwege ebenso wie Kräutertee, beispielsweise Kamillen-, (siehe **Vorsicht**, Seite 63), Himbeerblätter- oder Eibischtee. Sie können auch 500 Gramm Vitamin C pro Tag (Ascorbinsäure) nehmen, bis sich die Symptome bessern.

Beckenendlage (Steißlage) des Babys

Wenn sich ein Baby in der Beckenendlage befindet, liegt sein Köpfchen unterhalb des Rippenbogens der Mutter und sein Gesäß über dem Beckenausgang. Alle Babys nehmen diese Position während der Schwangerschaft ein, aber bei den meisten erfolgt in den letzten Wochen, bei einigen erst unmittelbar vor der Geburt, eine Drehung, so daß sie mit dem Kopf voran den Geburtskanal passieren können. Manche Babys, die in der Beckenendlage verbleiben, können oftmals ohne Komplikationen vaginal entbunden werden. Dennoch wird normalerweise eine manuelle Korrektur der Lage empfohlen. Falls sich Ihr Baby in der 34. Woche noch immer in der Beckenendlage befindet, können und sollten Sie selbst zunächst versuchen, eine Drehung herbeizuführen. Halten Sie sich dabei an die unten beschriebenen Richtlinien.

Prävention Wenn Sie jeden Tag mindestens eine Stunde lang spazierengehen, können Sie dazu beitragen, daß sich Ihr Baby dreht und sein Köpfchen – der schwerste Teil des Körpers – zuvorderst in den Geburtskanal eintritt.

Professionelle Behandlung *Akupunktur:* Suchen Sie gemeinsam mit Ihrem Partner einen Akupunkteur auf, so daß Sie beide lernen, wie man täglich eine Moxibustions-Behandlung über dem Punkt auf dem kleinen Zeh durchführt, der mit der Gebärmutter assoziiert wird. Damit wird die Drehung des Babys stimuliert, während Sie in der (unten abgebildeten) Position liegen. *Homöopathie:* Eine einzige Einnahme von Pulsatilla in hoher Potenz kann bereits wirken. Die Dosierung sollte jedoch von einem Homöopathen bestimmt und überwacht werden. Außerdem könnte zusätzlich eine Konstitutionsbehandlung notwendig sein (siehe Seite 65).

Selbsthilfe Eine Bauchmassage in der unten dargestellten Stellung kann eine Drehung des Babys einleiten. Sie können aber auch die Knie-Brust-Position einnehmen (siehe Seite 38, Beckenboden-Übung, Position **b**). Bevor Sie damit beginnen, sollten Sie Ihre Hebamme oder Ihren Gynäkologen fragen, in welcher Richtung die Drehung vermutlich erfolgen wird, so daß Sie bei der Massage entsprechend vorgehen können. Setzen Sie Ihre Hände mit intuitivem Gespür ein. Ergebnisse lassen sich in der Regel nicht auf Anhieb erzielen; versuchen Sie es jedoch weiter, da sich Ihr Baby jederzeit drehen kann, selbst während der Wehen. Um einer Verfestigung der Beckenendlage vorzubeugen, sollten Sie jetzt die Hockstellung vermeiden.

Wenn Sie vermuten, daß die Drehung erfolgt sein könnte, hören Sie sofort mit sämtlichen Behandlungen auf. Sobald die Drehung bestätigt ist, können Sie wieder in die Hockstellung gehen, um die Kopflage des Babys zu stabilisieren.

Massage

Legen Sie sich in Rückenlage auf einige Kissen, so daß Ihre Hüften höher als der Kopf sind. Massieren Sie bis zu zehn Minuten lang Ihren Bauch. Mehrmals am Tag wiederholen.

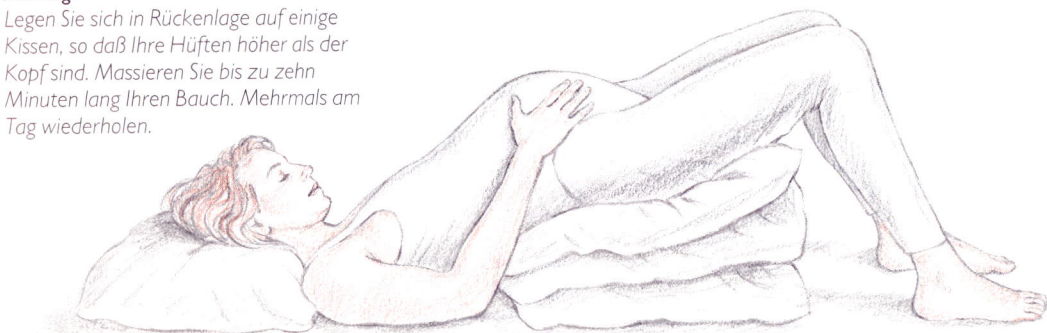

Vaginale Blutungen und Fehlgeburt

Leicht rötliche Verfärbungen des Urins kommen während der ersten Schwangerschaftsmonate häufig vor, und zwar zu der Zeit, zu der Ihre Periode normalerweise eingesetzt hätte, nach dem Geschlechtsverkehr, als Folge einer vaginalen Infektion (siehe Ausfluß, Seite 92) oder durch einen Riß des Gebärmutterhalses. Es ist zwar unwahrscheinlich, daß Ihr Baby dadurch Schaden nimmt, aber es wäre dennoch ratsam, Ihren Arzt zu informieren.

Stärkere Blutungen, die mit Schmerzen oder dem Abstoßen von Blutklumpen einhergehen, sollten sofort ärztlich behandelt werden. Manchmal hört die Blutung auf, wenn man eine Zeitlang Bettruhe gehalten hat. Der Embryo wird dadurch nicht geschädigt und die Schwangerschaft erhalten. In solchen Fällen gibt es viele Möglichkeiten, um die Fähigkeit der Mutter zu stärken, das Baby auszutragen. Wird die Blutung heftiger oder treten Krämpfe im Unterleib auf, folgt in der Regel eine Fehlgeburt. Ein Abort kann noch bis zur 24. Schwangerschaftswoche eintreten und läßt sich nicht mehr aufhalten, wenn er geschehen soll; aber Sie können vorbeugend einiges tun, um ihn zu vermeiden.

Ein Frühabort erfolgt normalerweise in den ersten zehn bis zwölf Wochen der Schwangerschaft. Mit Ultraschall-Untersuchungen läßt sich die Diagnose bestätigen. Eine drohende Fehlgeburt zu einem späteren Zeitpunkt kann durch eine Zervixinsuffizienz, das heißt, durch einen nicht geschlossenen äußeren Muttermund und einen erweiterten

Zervikalkanal entstehen; sie läßt sich jedoch durch ein Zunähen des Gebärmuttermunds (Cerclage) verhindern.

Gegen Ende der Schwangerschaft signalisiert die Absonderung von blutdurchsetztem Schleim, das sogenannte »Zeichnen«, daß die Wehen unmittelbar bevorstehen.

Prävention bei drohender Fehlgeburt Konsultieren Sie Ihren Arzt, wenn Blutungen auftreten; er verordnet Ihnen möglicherweise strenge Bettruhe. Obwohl nicht erwiesen ist, daß sich damit eine Fehlgeburt vermeiden läßt, sollten Sie die Dinge jetzt unbedingt ruhig und streßfrei angehen. *Bach-Blüten-Therapie:* Es können Rock Rose (Sonnenröschen)-Essenzen viermal täglich verordnet werden.

Prävention bei mehrfacher Fehlgeburt Lassen Sie eine gründliche gynäkologische Untersuchung vornehmen, um festzustellen, ob es irgendwelche physischen Probleme gibt. Möglicherweise ist eine Zervixinsuffizienz die Ursache früherer Fehlgeburten. Versuchen Sie, wenn Sie eine Schwangerschaft planen, Ihren allgemeinen Gesundheitszustand zu verbessern; achten Sie dabei insbesondere auf Ihre Ernährung und die Durchführung der Gymnastikübungen (siehe Seite 22–29 und Seite 30–41). Meiden Sie Stimulanzien wie Alkohol und Zigaretten. *Phytotherapie:* Black-Haw-Rinde (amerikanischer Schneeball), Einhornwurzel und Cramp Bark (Schneeballart) können zur Erhaltung der Schwangerschaft beitragen, aber sie müssen von einem Phytotherapeuten verordnet werden. *Homöopathie* und *Akupunktur:* Diese Therapien dienen der Beseitigung von körperlichen Unausgewogenheiten vor der Empfängnis. *Psychologische Beratung:* Falls Sie sich seelisch unausgewogen oder belastet fühlen, sollten Sie einen Psychotherapeuten aufsuchen.

Behandlung nach einer Fehlgeburt Ist ein Abort erfolgt, wird normalerweise eine Kürettage, eine Ausschabung der Gebärmutter, empfohlen. Dabei werden alle im Uterus noch verbliebenen Abortreste entfernt, die eine Entzündung hervorrufen könnten. Der Eingriff findet in der Klinik unter Narkose statt. *Phytotherapie:* Der Phytotherapeut verordnet unter Umständen Heilkräuter, um den Organismus zu reinigen und einer Infektion nach dem Abort vorzubeugen. In manchen Fällen kann diese Behandlungsform auch als Alternative zur Kürettage dienen, jedoch nur nach Absprache mit Ihrem Arzt. *Akupunktur:* Sie kann dazu beitragen, Gewebereste aus der Gebärmutter zu entfernen und den Ausheilungsprozeß zu beschleunigen. *Psychologische Beratung:* Eine Fehlgeburt kann ein großer Schock und eine schwere seelische Belastung sein. Nehmen Sie sich Zeit, um den Verlust zu betrauern und zu verarbeiten, bevor Sie eine neue Schwangerschaft in Erwägung ziehen. Wenn Sie die Probleme aus eigener Kraft nicht bewältigen können, sollten Sie einen guten Psychotherapeuten zu Rate ziehen.

Herpes

Ständig wiederkehrende Entzündungen, wunde Stellen (Herpesläsionen) und Bläschen sind charakteristische Symptome einer Infektion mit dem Herpes-simplex-Virus, von dem es zwei Typen gibt. Handelt es sich um das sogenannte HSV 1, entstehen auf der Schleimhaut von Lippen oder Naseneingang auf gerötetem Grund Bläschen, die ohne Behandlung zu Krusten eintrocknen und nach fünf bis zehn Tagen abheilen. Die Bläschen können durch oralen Verkehr auf die Genitalien übertragen werden. Der zweite Typ, der sogenannte Herpes genitalis, wird ausschließlich durch sexuellen Kontakt übertragen. An den äußeren weiblichen Geschlechtsteilen, in der Scheide oder am Gebärmutterhals können sich Herpesläsionen zeigen. Sie sind anfangs schmerzhaft und entwickeln sich später zu Bläschen und schließlich zu infektiösen Geschwüren. Diese heilen zwar spontan innerhalb von zehn bis zwanzig Tagen ab, aber der Virus dringt in die Nervenenden ein und verkapselt sich dort. Wird er reaktiviert, kann innerhalb weniger Wochen ein erneuter Herpesausbruch erfolgen.

Hat die Mutter zum Zeitpunkt der Geburt offene Herpesläsionen, kann sich das Baby beim Passieren des Geburtskanals infizieren. Eine Primärinfektion mit Herpes führt möglicherweise zu einer schweren Schädigung des Neugeborenen; aus diesem Grund wird bei akutem Herpes der Mutter normalerweise ein Kaiserschnitt empfohlen. Die Gefahr, daß sich das Baby bei einer späteren Reaktivierung ansteckt, ist geringer, da die Mutter Antikörper gegen den Virus entwickelt. Ist der Virus latent vorhanden, also nicht aktiv und produktiv, steht einer normalen vaginalen Geburt nichts entgegen.

Professionelle Behandlung Oft wird das Medikament Aciclovir verordnet; es beschleunigt zwar den Heilungsprozeß, aber eine Reaktivierung der Viren läßt sich dadurch nicht verhindern. Es kann auch dem Baby nach der Geburt verabreicht werden. *Phytotherapie:* Eine wirksame Behandlung mit Heilkräutern ist möglich, aber Sie müssen einen Experten aufsuchen. Wilder Hafer, Bockshornklee, Klette, Knoblauch und eine Tinktur aus Echinacea sind für ihre Heilkraft bekannt. *Homöopathie:* Um Häufigkeit und Dauer der Erkrankungen zu verringern, wird eine Konstitutionsbehandlung (siehe Seite 65) empfohlen. *Aromatherapie:* Ätherische Öle der Duftnoten Lavendel oder Teebaum können helfen, aber es ist unerläßlich, einen guten Heilpraktiker aufzusuchen, der sich auf Aromatherapie spezialisiert hat. *Akupunktur:* Eine regelmäßige Akupunktur-Behandlung trägt dazu bei, Streß und allgemeiner körperlicher Erschöpfung entgegenzuwirken.

Selbsthilfe Versuchen Sie, Streß zu vermeiden und sich genügend auszuruhen. Nehmen Sie ein Vitamin-B-Komplex-Präparat und verzichten Sie auf Schwarztee, Kaffee und Zucker. *Phytotherapie:* Bitten Sie einen Phytotherapeuten, Ihnen eine Salbe aus Zwergbrennesseln und Ringelblume herzustellen, um die Schmerzen lokal zu lindern. Reinigen Sie die Läsionen in einem Sitzbad: Geben Sie eine Tasse starken Kamillentee in eine Schüssel mit warmem Wasser, dem Sie zehn Tropfen Ringelblumen-Tinktur beigefügt haben. *Homöopathie:* Herpes des Typs HSV 1 kann mit Natrium muriaticum oder Rhus toxicodendron behandelt werden.

Soor (Candida-Vaginitis)

Soor entsteht durch einen ganz gewöhnlichen Pilz – auch als pathogene Hefen, Monilia oder Candida bekannt –, der zur natürlichen mikrobiellen Besiedlung der Vagina gehört. Wird das Gleichgewicht der Scheidenflora jedoch gestört, beginnt der Pilz zu sprießen und löst Rötungen, Juckreiz, Brennen und einen flockigen grauweißlichen Ausfluß aus. Akuter Soor ist in der Schwangerschaft keine Seltenheit und kann chronisch werden. Das Baby kann sich unter der Geburt infizieren, und obwohl sich Soor bei weiblichen Neugeborenen problemlos behandeln läßt, sollte die Infektion nach Möglichkeit noch vor der Geburt behoben werden.

Soor kann durch schlechte Ernährung (vor allem durch übermäßige Zufuhr verfeinerter, zuckerhaltiger Lebensmittel), Streß, Anämie, extreme Müdigkeit oder durch die Einnahme von Antibiotika verursacht oder durch sexuelle Kontakte übertragen werden. Ein hoher Blutzuckergehalt, die vorherige Einnahme der Antibabypille und eine Zerstörung des Säuremantels der Scheide, zu dem es während einer Schwangerschaft kommen kann, können ebenfalls zu den Einflußfaktoren zählen.

Prävention Achten Sie auf eine gesunde, ausgewogene Ernährung (siehe Seite 22–29) und streichen Sie säure- und zuckerhaltige Lebensmittel von Ihrem Speiseplan. Schlafen und ruhen Sie sich aus, wann immer Sie das Bedürfnis verspüren, und versuchen Sie, Alltagsstreß abzubauen. Nehmen Sie statt der handelsüblichen alkalischen Seifen eine homöopathische Ringelblumenseife und säubern Sie den Genitalbereich mit der Hand statt mit dem Waschlappen, wobei die Bewegung stets von vorn nach hinten verlaufen sollte. Verzichten Sie auf Intimsprays und Badeschaum. Enge Hosen oder Nylonstrumpfhosen sind ebenfalls nicht anzuraten, weil sich die Pilze in warmer, dunkler und luftloser Umgebung besonders rasch vermehren. Tragen Sie entweder locker sitzende Baumwoll- oder gar keine Unterwäsche, bis die Infektion abgeklungen ist. Waschen und trocknen Sie Ihren Badeanzug nach jedem Gebrauch.

Professionelle Behandlung Möglicherweise setzt Ihnen Ihr Arzt ein Pessar ein, um eine Pilzausbreitung zu verhindern, und verschreibt auch Ihrem Partner eine Salbe. Zu

Anfang lassen sich die Symptome durch diese Behandlung noch beseitigen, aber die ständige Anwendung kann zum chronischen Vaginalsoor führen, da der Pilz resistent wird. *Homöopathie:* Sie hat sich als das wirksamste Naturheilverfahren bei der Behandlung von Soor erwiesen. *Akupunktur:* Mit diesen Maßnahmen können die natürlichen Abwehrkräfte des Körpers gegen Infektionen erfolgreich gestärkt werden. *Phytotherapie:* Suchen Sie einen guten Phytotherapeuten auf, um sich helfen zu lassen. Fenchel-, Kornblumen- oder Labkrauttee können verordnet werden. *Aromatherapie:* Diese Behandlungsform zeitigt gute Erfolge bei chronischem Vaginalsoor, sollte jedoch nicht mit homöopathischen Arzneimitteln kombiniert werden.

Selbsthilfe Halten Sie sich an die oben genannten Hinweise. Essen Sie viel frischen Knoblauch und Joghurt aus lebenden Kulturen. Richten Sie Ihre Salate mit kaltgepreßtem Olivenöl an. Vor dem Schlafengehen können Sie die Vagina mit einigen Teelöffeln Joghurt aus lebenden Kulturen bestreichen beziehungsweise den Joghurt einführen. Sie können dazu einen Teelöffel, einen Tampon oder einen Scheidenapplikator verwenden. Die lebenden Bakterien im Joghurt vermehren sich und verleiben sich die Pilze ein. Waschen Sie am nächsten Morgen die Vagina mit den Fingern aus und wiederholen Sie die Behandlung täglich, bis sich die Symptome bessern. Sie können Ihrem Badewasser auch einige Eßlöffel doppelkohlensaures Natron zusetzen, um den Säuregehalt zu verringern. *Phyto-* und *Aromatherapie:* Um den Juckreiz zu lindern, tragen Sie mehrmals am Tag Kamillensalbe im befallenen Genitalbereich auf oder nehmen Sie ein Sitzbad in starkem Kamillensud. Sie können die Genitalien auch mit Kamillentee waschen, dem Sie zehn Tropfen Ringelblumen-Tinktur beigefügt haben. *Homöopathie:* Nehmen Sie dreimal täglich Sepia C 6, bis zu einer Woche lang. Setzen Sie das Arzneimittel ab, sobald die Symptome abklingen. Tritt keine Besserung ein, sollten Sie einen Homöopathen aufsuchen.

Achtung! Verzichten Sie während der Schwangerschaft auf Scheidenspülungen; Sitzbäder sind hier eine gute Alternative. Vermeiden Sie bei Soor Geschlechtsverkehr.

Ausfluß

Der vaginale Ausfluß vermehrt sich während der Schwangerschaft und kann anders riechen. Falls der Ausfluß weiß, gelb oder grünlich ist, einen unangenehmen Geruch hat oder Hautreizungen verursacht, sollten Sie Ihren Arzt aufsuchen und eine genaue Diagnose stellen lassen, um die Ursache der Störung ermitteln und gezielt vorgehen zu können.

Professionelle Behandlung *Homöopathie, Phytotherapie* oder *Akupunktur:* Mit diesen therapeutischen Maßnahmen lassen sich gute Erfolge bei den verschiedensten Vaginalinfektionen erzielen. Es ist jedoch ratsam, von Ihrem

Arzt einige Wochen nach einer Behandlung neuerliche Tests durchführen zu lassen, um sicherzugehen, daß die Infektion vollständig abgeklungen ist.

Selbsthilfe Achten Sie auf Ihre Ernährung (siehe Seite 22–29), meiden Sie zucker- oder säurehaltige Lebensmittel und sorgen Sie für genügend Ruhepausen. *Homöopathie:* Das Bindegewebe festigende mineralische Arzneimittel Natrium phosphoricum C 6, dreimal täglich über eine Woche genommen, trägt zur Stabilisierung des Säure-Basen-Gleichgewichts im Körper und zur Beseitigung des Ausflusses bei.

Literatur

Bach, Edward: *Blumen, die durch die Seele heilen. Die wahre Ursache von Krankheit, Diagnose und Therapie.* Hugendubel, München, 1990

Balaskas, Janet: *New Active Birth.* Unwin Hyman, 1989

–: *The Active Birth Partner's Handbook.* Sidwick & Jackson, 1986

–/ Gordon, Y: *The Encyclopedia of Pregnancy and Birth.* Macdonald Orbis, 1987

Beck, Juliane / Weigert, Vivian: *Erlebnis Geburt – Erfahrungsberichte von Müttern, Vätern und Freunden.* Biederstein, München 1982

Kitzinger, Sheila: *Schwangerschaft und Geburt.* Kösel, München 1982

König, Uta (Hrsg.) / Geffken, Ursula: *Die werdenden Eltern. Vorbereitung auf die Geburt und den neuen Lebensabschnitt.* Mosaik, München 1989

Leboyer, Frederick: *Geburt ohne Gewalt.* Kösel, München 1988

–: *Weg des Lichts. Yoga für Schwangere.* Kösel, München 1981

Lidell, Lucy: *Massage. Anleitung zu östlichen und westlichen Techniken.* Mosaik, München 1987

Lorrie, Peter: *Mit den Augen eines Kindes. Entdecken Sie seine Welt.* Mosaik, München 1991

Lothrop, Hanny: *Das Stillbuch.* Kösel, München 1981

Nilsson, Lennart: *Ein Kind entsteht.* Mosaik, München 1990

Nitsch, Cornelia / Schelling, Cornelia von: *Das andere Babybuch. Für selbstbewußte Mütter und Väter.* Mosaik, München 1988

Panos, M. / Heimlich, J.: *Homöopathische Hausapotheke.* Heyne, München 1984

Scheffer, Mechthild: *Selbsthilfe durch Bach-Blütentherapie.* Heyne, München 1989

Schwabenthan, Sabine / Weigert, Vivian: *Damit Ihr Kind sich wohlfühlt. Natürliche Heil- und Pflegemittel.* Mosaik, München 1984

–: *Mutter und Kind. Schwangerschaft, Geburt, die ersten Lebensjahre.* Mosaik, München 1980

Tisserand, Robert: *Aroma-Therapie. Heilung durch Duftstoffe.* Bauer, Freiburg 1988

Walker, Peter: *Babymassage. Für ein gesundes, glücklicheres Kind.* Mosaik, München 1989

Nützliche Adressen

Bundesrepublik Deutschland

Bach-Blüten-Therapie-Center, Mechthild Scheffer, Eppendorfer Landstraße 32, 2000 Hamburg 20 (auch Bezug von Bach-Blüten-Präparaten)

BAMS – Beratung für alleinstehende Mütter und Schwangere e. V., Pfarrgasse 17, 6900 Heidelberg

Beratungsstelle für Natürliche Geburt und Eltern-Sein e. V., Häberlstr. 17, 8000 München 2

BDH, Bund deutscher Hebammen e. V., Postfach 1724, 7500 Karlsruhe 1

BfHD, Bund freiberuflicher Hebammen Deutschlands e. V., Ludwig-Uhland-Str. 28, 6903 Neckargmünd

Bundeskonferenz für Erziehungsberatung e. V., Amalienstr. 6, 8510 Fürth

Bundesministerium für Jugend, Familie, Frauen und Gesundheit, Kennedyallee 105–107, 5300 Bonn 2

Bundeszentrale für gesundheitliche Aufklärung, Ostmerheimer Str. 200, 5000 Köln 91

Deutscher Caritasverband, Karlstr. 40, 7800 Freiburg (regionale Sozialdienste, Familienerholung, Mutter-Kind-Urlaub)

Deutscher Zentralverein homöopathischer Ärzte e. V., Linkenheimer Landstr. 113, 7500 Karlsruhe 3

Diakonisches Werk, Stafflenbergstr. 76, 7000 Stuttgart 1 (Familienerholung, Mutter-Kind-Urlaub)

Frauengesundheitszentren:
– Schwarze Bärenstraße 10, 8400 Regensburg
– Neuhofstraße 32, 6000 Frankfurt

Gesellschaft anthroposophischer Ärzte e. V., Trossinger Str. 53, 7000 Stuttgart

GfG, Gesellschaft für Geburtsvorbereitung, Geschäftsstelle, Dellestr. 5, 4000 Düsseldorf 12

Hauspflegedienst »Soziales Netz rund um die Geburt«, Häberlstr. 17, 8000 München 2

Homöopathie (Einzelmittel; Taschen-, Reise-, Haus-Apotheke): Fa. DHU Arzneimittel, Postfach 410280, 7500 Karlsruhe 41

La Leche Liga-Stillgruppen Deutschland e. V., Postfach 96, 8000 München 65

Mütterzentren: Deutsches Jugendinstitut (DJI), Freibadstr. 30, 8000 München 90

Notmütterdienst e. V., Sophienstr. 28, 6000 Frankfurt 90, Tel. 069/776611

Pro Familia – Deutsche Gesellschaft für Sexualberatung und Familienplanung e. V., Landesverband, An der Alster 82, 2000 Hamburg 1

REGENBOGEN – Glücklose Schwangerschaft, Kontaktkreis für Eltern, die ein Kind vor, während oder nach der Entbindung verloren haben. Barbara Künzer-Riebel, Rosenstr. 9, 7076 Waldstetten, Tel. 07171/41713

VAMV, Verband alleinerziehender Mütter und Väter, Von-Groothe-Platz 20, 5300 Bonn 2 (Broschüre: »So schaffe ich es allein«)

Österreich

Alleinerzieher-Plattform Österreich, Carnergigasse 34, 8010 Graz

Arbeitsgemeinschaft Österreichischer Ärzte für anthroposophisch erweiterte Medizin, Apollogasse 30/7, 1070 Wien

Bach-Blüten-Präparate gibt es in allen größeren Apotheken. Ein Zentrum für Bach-Blüten-Therapie ist geplant. Auskünfte erteilen die Zentren in der BRD und der Schweiz.

Beratungsstelle für natürliche Geburt und Leben mit Kindern, Rosensteingasse 82/3, 1170 Wien

Bundesministerium für Umwelt, Jugend und Familie, Franz-Josefs-Kai 51, 1010 Wien, Tel. 0660/201

Eltern-Kind-Zentrum Salzburg, Herrengasse 30, 5020 Salzburg

Familienhilfe der Caritas, Trauttmansdorffgasse 15, 1130 Wien

Hebammen-Zentrum, Lazarettgasse 6/2/1, 1090 Wien

Kontaktadresse für homöopathisch orientierte Ärzte: Frau Dr. J. Gnaiger, Hirschgraben 15, 6800 Feldkirch

La Leche Liga-Stillgruppen Österreich, Postfach, 6500 Landeck

Österreichische Gesellschaft für homöopathische Medizin, Mariahilfer Straße 110, 1070 Wien

Schweiz

Bach-Blüten-Therapie-Center, Swiss Office, Alte Landstr. 57, 87 Küsnacht

Eltern-Notruf, Tel. 0 13 63/36 60

Informationsstelle zu Schwangerschaft, Geburt und Stillzeit, Magnusstr. 28, 8004 Zürich

Kontaktadresse für homöopathisch orientierte Ärzte: Dr. J. Künzli, Brugwaldpark 28, 8008 St. Gallen

La Leche Liga-Stillgruppen, Postfach 197, 8053 Zürich

Mütterhilfswerk, Mittelstr. 32, 3012 Bern

Pro Familia, Zentralsekretariat, Ahornstr. 8, 6000 Luzern

Pro Juventute, Zentralsekretariat, Seefeldstr. 8, 8008 Zürich

Schweizer Fachverband für Geburtsvorbereitung, Leimenstr. 68, 4051 Basel

Schweizer Hebammenverband, Zentralsekretariat, Flurstr. 26, Postfach, 3000 Bern

Schweizer Rotes Kreuz, Rainmattstr. 10, 3001 Bern

Schweizer Verband Alleinerziehender Mütter und Väter, SVAMV, 4, Rue des Alpes, 1196 Gland (Dachverband für regionale Gruppen der deutsch- und französischsprachigen Schweiz)

Vereinigung anthroposophisch orientierter Ärzte in der Schweiz: Dr. Christof Grob, »Sonnenhof«, Obere Gasse 10, 4144 Arlesheim

Register

Danksagung der Autorin

Mein Dank gilt folgenden Heilpraktikern für ihre Unterstüt-
zung und Beratung: Miranda Castro (Homöopathie); Judith
Fogler (Chiropraktik); Elise Johnson (Shiatsu); Beatrice
Linhares (Phytotherapie) und Jan Resnick (Akupunktur).
Bedanken möchte ich mich auch bei Carole Eliott, Caroline
Guy, Haya Oakley, Mina Semyon, Norman Stannard, Lollie
Stirk, Mary Stuart und Peter Walker sowie bei den Müttern,
die sich für die Zeichnungen und Fotos als Modelle zur Verfü-
gung gestellt haben: Sharon Bannister, Silvana Calzavara,
Susan Duffy, Sylvia Robinson und Vicky de Wolfe. Und
schließlich danke ich noch Dr. Yehudi Gordon für die Überprü-
fung des Manuskripts und dem Team von Gaia Books für seine
Hilfe und Kooperation.

Danksagung des Verlags

Gaia möchte folgenden Personen danken: Lucy Sue für ihre
einfühlsamen Zeichnungen; Fausto Dorelli für die phantasti-
schen Fotografien; Joss Pearson für Rat und Unterstützung;
Lucy Lidell für die Vorbereitung des Projekts; Dr. Yehudi
Gordon und Dr. Richard Donze für die Überprüfung des Manuskripts; Patrick Nugent für die künstlerische Leitung; Sara
Matthews für ihr gesundes Urteil bei der Gestaltung; Rosanne
Hooper und Jonathan Hilton für ihre wertvollen Ratschläge
beim Redigieren; Susan Walby für ihr fachliches Können in der
Herstellung; Leslie Gilbert für die Kodierung; Robert Hayward
für die fachliche Beratung; Lynette Beckford, Penny Cowdry
und allen werdenden Müttern und Kleinkindern, die sich als
Fotomodelle zur Verfügung gestellt haben.

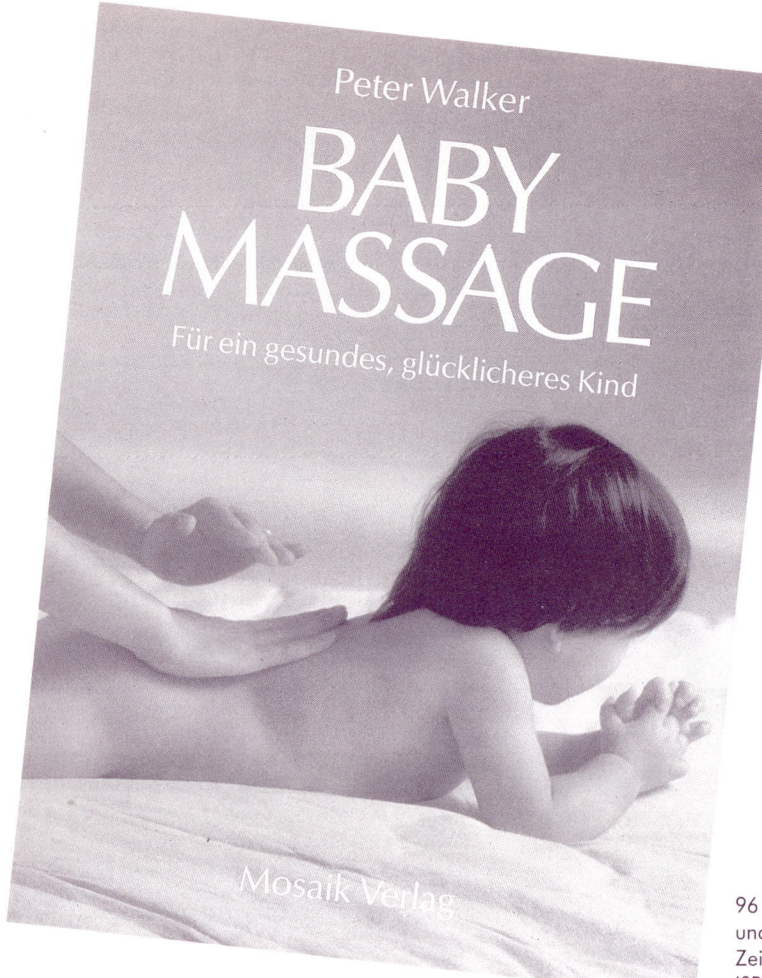
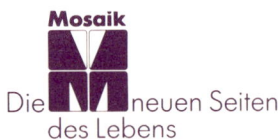